脳は楽観的に考える

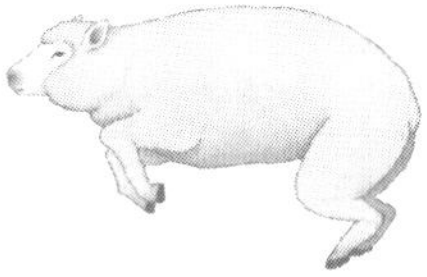

ターリ・シャーロット
斉藤隆央 訳

柏書房

脳は楽観的に考える

脳は楽観的に考える◉目次

プロローグ

いつでも明るい見方をする?

楽観性をテーマとする私の研究は、人間の本性の前向きな面に強い関心をもったことから生まれたと言いたいところだ。それなら楽しい話になっていただろう。『認知神経科学者、人が期待する心をもつことの生物学的根拠を探し求める』といったところか。楽しい話だが、あいにく本当ではない。私が「楽観性のバイアス（傾向）」を見つけたのは、かなり偶然のことで、現代に起きた最大のテロ攻撃について、人々の記憶を調査していたときだった。当時、私の科学的関心はむしろ暗い面に向いていた。主な研究は、ショッキングな出来事がいかにして人々の記憶を形成するのかを知ろうとするものだった。私が興味をもったのは、脳がどのように私たちを欺き、二〇〇一年九月一一日のあの事件など、とりわけ感情に訴えるような出来事の記憶が、まるっきり間違っていてもビデオテープのように正確と思い込ませるのかという点だったのである。

私はニューヨーク大学で一年以上研究をおこなっていたが、そのときにアメリカン航空11便とユナイテッド航空175便が、世界貿易センタービルに時速六九〇キロメートルで突っ込んだ。ショックと混乱と恐怖が、街なかの共通の反応だった。そのような激しい感情の発露はまさに、異様に鮮明な、なかなか消えない記憶を生み出すたぐいの反応だ。これは明瞭で写真のような出来事なので、一般に「フラッシュバルブ記憶」という。第9章では、このフラッシュバルブ記憶の話をしよう——私たちがどうやって感情を呼び起こすような予期せぬ出来事を記憶し、脳の奥にあるシステムがそのイメージを「加工」して、コントラストを高め、解像度を上げ、ディテールを加えたり削ったりするのかという話を。

　私は戸惑った。なぜ私たちの脳は、必ずしも正確ではなくてもきわめて鮮明な記憶を生み出すメカニズムを作り出したのだろう？　私が同僚とともに9・11の記憶の科学的調査を公表したところ、[1]ハーヴァード大学の研究チームが興味深い答えを提示した。私たちの過去の出来事を思い出す役割を担う神経系は、決してその目的のために作り出されたわけではなかった可能性がある。むしろ、多くの人が記憶のために進化したと思っていた神経系の中心的な役割は、実は未来を想像することなのかもしれないのだ[2]。

　脳の画像研究からは、過去を思い出すときに活動するのと同じ脳のシステムが、未来について考えるときに呼び起こされることがわかる[3]。人間がおこなうこのふたつの基本的な思考活動は、同じ脳のメカニズムを利用し、似たような情報や根源的プロセスに頼っているのである。

たとえばあなたが今度バルバドスへ旅行するとして、それを思い描くには、未体験のシナリオを自由に再構成できるシステムが要る。あなたの過去から記憶の断片（温暖な国へ行った最近の休暇、砂浜のイメージ、水着姿の恋人）を拾い、つなぎ合わせて新しいシナリオ（あなたと恋人が麦わら帽子をかぶって来月バルバドスの海辺にいる）――まだ起きていない出来事――を作り出すシステムだ。私たちは未来を想像するのと同じ神経系を用いて過去を思い起こすので、記憶も過去の出来事をビデオのように再生したものではなく、結局は再構成するプロセスということになり、だから不正確になりやすい。

この理屈は正しいのか？　答えを明らかにするために、私は未来の出来事を想像しているときの人々の脳の活動を記録し、それを、過去の出来事を思い出しているときに見られるパターンと比較することにした。

プランは単純だった。ところが、被験者に未来の日常の出来事を想像するように頼むと、意外なことが起きた。具体的な状況として最高に平凡なもの（身分証を手に入れる、ボードゲームをするなど）を与えても、人々はえてしてそれを華やかなシナリオで飾り立てた。これ以上ないほどグレーな出来事も、つねにピンクに染め上げたのである。

近々髪を切るという出来事を想像するのは、あまり面白くなさそうに思うだろう。とんでもない。今日髪を切りに行くのは退屈なことかもしれないが、将来そうするのはおめでたい話になる。たとえば被験者のひとりはこう書いている。

私は、髪を切りに行ってロックス・オブ・ラブ［髪を失ってつらい思いをしている子どもにかつらを提供している非営利団体］に寄付するところを想像しました。何年もかけて伸ばしていたので、友達がみんな祝ってくれます。一緒にブルックリンにある私の行きつけの美容院へ行ってから、みんなが好きなレストランでランチを食べるのです。

別の被験者には、フェリーに乗っているところを想像してもらった。彼女の答えはこうだった。

今から一、二年後、私はフェリーに乗って自由の女神へ向かっています。天気は快晴で、風があるので、私の髪はあちらこちらになびいています。

世界は、たった一、二年先の未来ですばらしいところになっていた。私は教え子のアリソン・リカーディとともに長い時間をかけ、おめでたい話を何も生み出せそうにないとてもつまらない出来事を見つけ出そうとした。だがまるでだめだった。人々が想像をはじめると、最高に平凡な日常の出来事も一気に良いものに変わり、いささかふつうでない暮らしのひとこまになったのだ。

こうした答えが、私の心に赤ランプ（か少なくともピンクがかったランプ）を灯《とも》した。このおそろしく強い、見たところ自動的に明るい未来を想像する傾向に驚いたのだ。被験者全員が自分の将来のこととなると前向きな考えを訴えるのなら、この現象には神経生物学的な根拠がなくてはならなかった。そこで私たちはもとの研究を中断し、楽観性の傾向をもたらす神経メカニズムを突き止めることにした。[4]

脳はどうやって期待を生み出すのか？　どうやって私たちをだまし、前向きにさせるのだろう？　そうしないとどうなるのか？　楽観的な人の脳は悲観的な人の脳とどう違うのか？　楽観性は私たちの心身の健康にとって不可欠で、経済に多大な影響を及ぼすものだが、これらの疑問には何十年も答えられずにいる。本書では、人は自己啓発の本をたくさん読んだために前向きのバイアスを身につけているのではないと訴えたい。むしろ、楽観性は私たちの生存に不可欠だから、最も複雑な器官である脳に組み込まれているのかもしれないのだ。

現代の金融アナリストから、世界の指導者たち、新婚夫婦（どれも第11章で述べる）、ロサンゼルス・レイカーズ（第3章）、さらには鳥（第2章）に至るまで、楽観性が人やそれ以外の思考を偏向させている。それは合理的な推理を抑えつけ、そんな結論を裏づける十分な証拠がなくても、私たちの予想を良い結果へと方向づけているのだ。

ちょっと目を閉じて、この先五年のあなたの人生を想像してほしい。どんなシナリオやイメージが思い浮かぶだろう？　仕事ではどうなっているか？　私生活や人間関係はどんなものになっているだろう？「幸せ」の定義は人それぞれかもしれないが、仕事で成功を収めていたり、人間関係が充実していたり、経済的に安定していたり、ずっと健康だったりするようにうまいことといくのだと思いたがるのは変わらない。失業、離婚、借金、認知症など、残念ながらよくある不幸な状況の数々は、私たちの予想ではめったに考えに入れられないのである。

未来がすばらしく幸福になるというこの非現実的な予想は、結婚や出世といった人生を変える重要な出来事に限られるのか？　それとも、楽観的な幻想は、もっと平凡な日常の出来事にも広く当てはまるのだろうか？　先週より今週のほうが、仕事がはかどると期待するのか？昨日より明日のほうが良くなると思うのか？　来月は、嫌な出会いよりも楽しい出会いのほうが全体として多いと考えるだろうか？

二〇〇六年の夏、私はこの日常的なほうの問題の研究に着手した。ロンドン大学ユニヴァーシティ・カレッジで新しいポストに就く前に、イスラエルのヴァイツマン科学研究所で数か月働いていたときのことだ。私自身の楽観的な本性がどんなにあっても、ひとたびイギリスへ行ったら晴れの日はそう多くは期待できなかったので、ロンドンへ移る前に数週間、ぜひとも太陽を拝んでおこうと思ったのだった。

ヴァイツマン科学研究所は、賑やかなテルアビブの街から車で二〇分ほどの距離にある。そこは田園地帯の真っ只中にある科学のオアシスで、よく手入れされた芝生はカリフォルニアのどこかのキャンパスを思わせる。だが周知のとおり、研究所自体はのどかに思えても、イスラエルの危うい政情がいつでもそばについて回っている。研究所の学生の大半は、兵役の義務を果たしてからそこへ入る。兵役は、人を必ずしも楽観的な気分にはさせない人生経験だ。これを念頭に置いて、私は彼らがどの程度楽観性のバイアスをかけやすいのだろうかと考えた。そこで標本となる集団を被験者として募り、この先ひと月の予想を尋ねた。平凡きわまりないレベルでは、渋滞にはまったり、約束に三〇分以上遅れたりする可能性はどれだけあると思うかといった質問だ。もう少し高いレベルの予想では、残念な結果やうれしい結果になる異性との出会いがある可能性はどう思うかと尋ねた。そして、自分が手の込んだ料理を作ったり、予期せぬ贈り物をもらったりするところを思い浮かべるか、とも。そんな質問を一〇〇個投げかけた。

その結果には、仰天したと言わざるをえない。学生の圧倒的多数が肯定的な経験を、否定的な経験やどちらでもない経験よりも多く、三三パーセントでなくおよそ五〇パーセントも予想していたのだ。それだけではなかった。肯定的な出来事は、不快な出来事やただ単に退屈な出来事より早く起こるように予想されてもいた。学生は、概して恋人と外出してすてきな夜を過ごすのを数日以内と期待する一方、そんな相手との口論は——あるとしても——この先ひと月の終わり近くと予想していたのである。

実験に参加してくれた学生がひょっとしたら何をやってもうまくいくのかもしれなかったので、私は彼らに、ひと月後にまた来て、想像した一〇〇の出来事のうちどれを実際に経験したか教えてほしいと言った。すると残念ながら、彼らの身に起こった日常の出来事は、肯定的なものも、否定的なものも、どちらでもないものも、おおよそ同じぐらいで、ほぼ三三パーセントだった。ヴァイツマン科学研究所の学生は、人間の幸福の秘訣を見出していたわけではない。至ってふつうの楽観性のバイアスを示していたのだ。

この例をもとに、楽観性は本当に人間全般の顕著な傾向なのか、それとも、もっと限定されて若者特有の錯覚なのだろうかと思うかもしれない。もっともな疑問だ。人は年をとるほど賢くなるとあなたは考えるだろうか。人生経験の年数が多ければ、世界をもっと的確に認知できる——期待による錯覚と現実そのものを区別できる——はずだ。そのはずだが、そうなってはいない。

人は、八歳でも八〇歳でもバラ色がかった眼鏡をかけている。九歳の小学生が大人になったころの自分に楽観的な期待を抱くことも報告されているし[5]、二〇〇五年に公表された調査結果によれば、高齢の大人（六〇〜八〇歳）も、中年の大人（三六〜五九歳）や若い大人（一八〜二五歳）と同じぐらい明るい見方をしやすい。[6] 楽観性は、すべての年齢層、人種、社会経済的地位に行きわたっているのである。[7]

私たちの多くは、自分に楽観性をもつ傾向があることに気づいていない。むしろ、楽観性のバイアスがそんなにも強いのは、ほかの多くの錯覚と同様、意識的な思考だけでは獲得できないためにほかならないのだ。それでも、データは明らかに、大多数の人が自分の職業での成功の見込みを過大評価し、わが子がとびきり才能に恵まれていると期待し、自分の寿命の見込みを間違え（ときには二〇歳以上も）、平均的な人より健康で、仲間より成功を収めると考え、離婚やガンや失業の可能性を過小評価し、自分の将来の暮らしが両親の耐え忍んだ暮らしよりもよくなるものとおおかた確信していることを示している。[8] これが、楽観性のバイアス——将来肯定的な出来事に出会う可能性を過大評価し、否定的な出来事を経験する可能性を過小評価するような傾向——として知られているのだ。[9]

多くの人は、楽観性すなわち楽観主義がアメリカ人の考え出したものだと信じている——なかにはバラク・オバマの空想の副産物と思っている人もいる。私はこの考えに、とくにヨーロッパや中東で講演をするときによく出くわす。そうした人はこう言う。なるほど、将来髪を切りに行くのをおめでたいと思ったり、日の光をいっぱいに浴びてフェリーに乗っているところを想像したり、莫大な借金やガンなどの不幸に見舞われる可能性を見くびったりするのは、楽観性のバイアスを示している——でも、あなたが言っているのはみんなニューヨーカーじゃないか、と。

確かに、私は楽観性にかんする最初の調査を、マンハッタンの住民に対しておこなった（その後の調査はすべて、シニカルなイギリス人やイスラエル人を対象におこなうべく、とくに努めている）。ニューヨークは楽観性の一斉調査をおこなうのにうってつけの場所だと考えるのもしかたがない。それを実証する確かな統計は手にしていないが、ポップカルチャーはきっと、ニューヨークの街が、大きな夢とそれを実現できると思う自信をもつ人間を引き寄せる役目を果たすのだと私たちを信じさせてくれるのだろう。市民権テストをパスした直後に自由の女神を見つめる移民から、五番街のティファニーでショーウィンドウに見とれるホリー・ゴライトリー［訳注：映画『ティファニーで朝食を』のヒロイン］に至るまで、ニューヨークはまさに、希望にあふれたものすべてのシンボルだ。絶えず次なる大物になろうとあくせくする人々にあふれた、雑踏の街なのである。

しかし、びっくりする人もいるかもしれないが、楽観主義という考え方は、一七世紀のヨーロッパの思想まで簡単にさかのぼれる。楽観主義の理念の形成は、アメリカの文化でなくフランスに起源をもつ。デカルトは、楽観主義の理想化をいち早く表明した哲学者のひとりだった。

彼は、人間がみずからの世界を支配でき、それにより、地上で生み出されるものを享受し健康を維持することができると信じていたのだ。しかし、「楽観主義」を専門用語に取り入れたのは、一般にドイツの哲学者ゴットフリート・ヴィルヘルム・ライプニッツだとされている。彼はとくに、私たちは「ありうるすべての世界のなかでも最善の世界」[10]に住んでいると唱えている。

未来に対して肯定的にバイアスのかかった見方をすると、かなりひどい結果にもなりうる——血なまぐさい戦い、経済危機、離婚、計画の破綻などだ（第11章）。確かに楽観性のバイアスは危害を及ぼすこともある。だが、まもなくわかるように、楽観性は環境への適応に役立ちもする。人間の心が起こすほかのあらゆる錯覚（第1章で説明する空間識失調や錯視など）と同じように、楽観視の錯覚が生まれたのにも理由がある。ひとつの役割があるのだ。

楽観性のバイアスは、将来必ず見舞われる苦痛や困難を正確に見抜けないようにし、私たちが人生における選択肢にいくらか制約があると考えるのを防いでくれるのかもしれない。その結果、ストレスや不安が軽減され、体や心の健康が増進し、何かをおこない多くの成果を上げようとする欲求も高まる。人が進歩するためには、別の現実をイメージできなければならない——それもただの現実ではなく、より良い現実を。そしてそれが可能だと信じなければならない。

心には、予言を現実に変えようとする傾向があると私は思う。脳は、楽観的な考えで私たちの物の見方や周囲の世界との交わり方を変えられるようにできており、だから楽観性は、自己成就的予言――思うがゆえに実現する予言――となっている。楽観性がなければ、最初のスペースシャトルは飛ばなかっただろうし、中東に平和を築こうとはされなかったはずだし、再婚率などそもそも存在しそうになく、私たちの祖先はみずからの部族を離れて冒険に乗り出しはせず、人は今もみな洞窟に住み、身を寄せ合って明かりと暖かさがほしいと願っていたかもしれない。

幸いにも、私たちはそうなってはいない。本書では、人間の心がつく最大級の嘘と言える、楽観性のバイアスを探ろう。このバイアスがどんなときに適応に役立ち、どんなときに害をもたらすのかを調べ、ほどほどに楽観的な錯覚なら幸福を高められるという証拠を提供するのである。そのために、非現実的な楽観性を生み出して私たちの認識や行動を変えさせるような、脳の特定の構造に注目する。楽観性のバイアスを理解するには、まず脳がなぜ、どうやって現実に対する錯覚を作り出すのかに目を向ける必要がある。そこで私たちは、巨大な泡――自分が現実の世界をありのままにとらえているという考え――をはじけさせなければならない。

第1章 どちらが上？

人間の脳が起こす錯覚

二〇〇四年一月三日、シャルム・エル・シェイク。乗員・乗客一四八名が、カイロ経由パリ行きのフラッシュ航空六〇四便に乗り込む。そのボーイング737－300型機は、定刻の午前四時四四分に離陸する。二分後、機影がレーダーから消えた。

シャルム・エル・シェイクは、シナイ半島の南端に位置する。そこが観光地となっているのは、一年じゅう温暖な気候で、美しい浜辺があり、すてきなシュノーケリングやダイビングができる場所だからだ。六〇四便の乗客の大多数は、ヨーロッパの冬を逃れて紅海のほとりでクリスマス休暇を過ごしたフランス人旅行者だ。家族そろって六〇四便に乗り、家路に就こうとしている(1)。

乗員はおおかたエジプト人で、操縦士のハドル・アブドゥラは、第四次中東戦争中、エジプト空軍でミグ21に乗って挙げた戦功により、勲章を授かっていた。彼の飛行経験は七四四四時間に及ぶが、この日に操縦したボーイング737では四七四時間にすぎない。[2]

指定のルートでは、機は離陸後しばし上昇し、カイロへ向けて左に旋回するはずだった。ところが飛行を始めて一分もしないうちに、機は右へ旋回してたちまち危険な角度へ傾く。そうして完全に横倒しになって飛びながら、ジェット機はらせんを描いて紅海へと降下していく。海面に叩きつけられる直前、操縦士はいまや裏返しになっていた機体の制御を取り戻したかに見えたが、すでに遅すぎた。[3]六〇四便は離陸直後に海へ墜落したのである。生存者はいなかった。

当初、当局はテロリストが機内に爆弾を仕掛けていたのではないかと疑う。そのような臆測が生まれるのは、当該の機から救難信号が送られていなかったからだ。しかし、日が昇りジェット機の破片が見つかると、その考えが間違いであることが明らかになる。機体の破片は近くに固まって見つかり、数も多くはなかったのである。[4]これは、機体が水面にぶつかったとき、無傷だったことを示していた。空中で爆発したのなら、多くの破片が海上に広く散らばっているはずなのだ。それでは何が六〇四便を空から一気に落下させたのだろうか?

この謎を解くには、事故機のブラックボックスを見つける必要がある。墜落したエリアの海は、深さが一〇〇〇メートルもあるため、ブラックボックスの発する信号を検出するのは至難の業《わざ》だ。しかも、ブラックボックスのバッテリーは三〇日しかもたない。それを過ぎると、見つかる確率は事実上ゼロになってしまう。エジプトとフランスとアメリカのチームが協力して捜索に当たった。幸運にも、二週間後、ブラックボックスはフランス船によって発見される。[5]データレコーダーとコックピットボイスレコーダーの情報には、捜査当局をいろいろな方向へ導く手がかりが含まれていた。五〇種類ものシナリオを割り出したのち、利用可能なデータをもとに、ありえないものをひとつずつ排除していく。航空機に異常や故障が生じた証拠は何も見つからない。[6]そうして残ったいくつかのシナリオを、飛行機のシミュレーターで徹底的に検証してみると、手にしたデータと一致すると思われるものはひとつしかない。そこでアメリカの調査チームは、「調査チームが割り出したシナリオで、事故の経緯を説明し、存在する証拠によって裏づけられた唯一のものは、機長が空間識失調を起こしたとするシナリオだった」と結論づけた。[7]

空間識失調を起こしているあいだ、操縦士は地面に対する機体の姿勢を知ることができない。これはふつう、飛行機が濃密な雲のなかや海上で真っ暗闇のなかを飛んでいるときなど、視覚的な手がかりがない場合に起こる。操縦士がまっすぐ飛んでいると思っていても実は傾きながら旋回していたり、水平旋回から戻るときに急降下しているように感じたりするのだ。機体の（誤認した）姿勢を直そうとすると、事態を悪化させるばかりになる。急減速のさなかに、時として操縦士は機体が下を向いているように感じる。そこで、この錯覚した状況を修正しようとして機首をもち上げると破滅的なスピンによく陥り、これはその明らかにもたらす結果から「墓場行きのスピン（グレイヴヤードスピン）」と呼ばれている。この墓場行きのスピンには、ジョン・F・ケネディ・ジュニアが操縦していたパイパー軽飛行機も陥ったと考えられている。その飛行機は一九九九年七月一六日に大西洋に墜落したが、それはケネディが、悪天候の夜間にマーサズ・ヴィニヤード島へ向けて飛行中、空間識失調を起こしたことによるのである(8)。

どうして操縦士は、実際には下へ向かっているときに上へ飛んでいると思い込んでしまうのだろう？　あるいはまた、なぜまっすぐ前へ飛んでいると思っていて、実は横に傾き危険な状態だったりするのか？　人間の脳の航法《ナビゲーション》システムは、空中でなく、地上での自分の動きを知るように進化を遂《と》げている。内耳（体を動かすと流動する液体の入った複数の管がある）からの信号を、地球の中心へ必ず真下に向かう重力の感覚に対して比較することによって、自分の姿勢を推測するのである(9)。このシステムは、地上にいるときには非常にうまく働く。そういう状況で機能するように生み出されたものだからだ（私たちの祖先はほとんどの時間を空中で過ごしてはいなかった）。ところが、空中を高速で動いている飛行機では、このシステムは混乱をきたす。私たちの脳は、角加速度や遠心力などの変則的な信号を、通常の重力と解釈する。そのため、地面に対する自分の姿勢を誤って判断するのだ。内耳のなかの液体は、飛行機の急速な方向転換について行けず、誤った信号が脳へ送られる。さらに視覚的な手がかりがないために目で方向転換を確認できない場合、姿勢の変化に気づけない。その結果、飛行機が横倒しになって飛んでいても、操縦士は機体が地面と平行だとすっかり信じてしまい、まるで自宅のソファーでくつろいでいるようにも感じるのである[10]。

ここで問題なのは、私たちが生涯を通じ、みずからの脳の航法システムを頼りに、地面に対して自分の体の姿勢を正しく把握することを身につけているという点にある。私たちはこのシステムが誤った情報を与えているのではないかとはめったに思わないので、自分の姿勢の感覚をふつうは考え直しはしない。本書を読んでいる今この瞬間にも、あなたは空が上にあって地面が下にあると確信している。それはきっと正しい。真夜中に視覚的な手がかりがいっさいなくても、あなたにはどこが上かはっきりわかる。

そこで操縦士がまず知っておかなければならないのは、自分の機がある方向へ飛んでいると一〇〇パーセント確実に思えても、それが錯覚の可能性もあるということだ。これは容易に会得できる考えではない。錯覚が錯覚なのは、私たちがそれをそっくりそのまま――現実として――受け止めてしまうからなのだ。「飛行機の操縦技能を身につけるうえで必要な適応としてなにより難しいのは、なんらかの条件のもとでは自分の感覚が間違っている可能性があると積極的に考えることだ」と操縦士訓練生用の手引きにも書かれている[11]。

幸いにも、操縦士の空間識失調には解決する手段がある。それは飛行機に搭載された航法システムだ。このおかげで、ほとんどの操縦士が生涯で少なくとも一度は空間識失調を経験しながら、大多数の飛行機は海へ落ちずに済んでいる。操縦士が飛行機の航法システムを熟知し、自分の脳が伝えるものに反する情報を伝えてきてもそれを信じなければならないとわかっていれば、悲劇は避けられる。ジョン・F・ケネディ・ジュニアの場合、問題は、彼が有視界飛行方式（VFR）だけで資格をもち、計器飛行方式（IFR）の資格は取得していなかった点にあった。視覚的な手がかりが利用できない条件——彼の飛行機が墜落したあの真っ暗な嵐の晩のように、計器だけを頼りに飛ばなければならない条件——では、飛行訓練を受けていなかったのである。(12)

フラッシュ航空の経験豊かな操縦士ハドル・アブドゥラは、IFRとVFRの両方の資格をもっていた。だがその運命の日、アブドゥラの脳は、彼が機首を下げたまま右へ大きく傾かせる危険な操縦をしていたのに、水平飛行していると信じさせていたようだ。どうしてこんなことが経験豊かな操縦士に起こりえたのか？　アメリカの調査チームは、次のようなシナリオを提示している。離陸直後、機は夜の紅海上空にいたため、地面や海面を示す視覚的な手がかり（地上の明かりなど）が何も得られなかった。次に、機体の空間的姿勢の変化が非常に緩やかだったので、乗員の前庭器官［訳注：内耳にあって平衡感覚を受容する器官］は正確にそれをとらえられなかった。それどころか、傾きの角度が大きくなったら、操縦士は機が危険なほど右ではなくわずかに左へ旋回しているように感じたかもしれない[13]。このシナリオは、コックピットボイステープの記録により裏づけられている。テープには、副操縦士が操縦士に右旋回していると伝える声が入っていた。すると操縦士は、驚いた声で、「右？　なんで右に？」と応じている。これは、副操縦士の与えた情報と操縦士自身の認識との不一致に気づいたことを示しているのだ[14]。

視覚的な手がかりがなく、姿勢が少しずつ変わっていたために、操縦士が地面に対する機体の姿勢を正確に認識するには、飛行機の航法システムをつねに監視するしかなかった。だが、飛行計器をつねに監視していた形跡はない。機体が右に傾きだしていたとき、必要な対気速度より三五ノット（時速約六五キロメートル）低い速度におかれ、通常の程度を超えて上向いていた。操縦士は、自動操縦装置《オートパイロット》の作動と解除に集中していたせいで、こうした変化に気づいていなかったようだ[15]。飛行機の航法システムを監視しなければ、操縦士は自分の脳の航法システムしか頼るものがなく、そのシステムは内耳から誤った情報を受け取り、目からは何の情報も得ていない――それが惨事を引き起こしたのである。

錯視

たいていの人は飛行機を操縦したことなどないので、そのときに起こりうる空間識失調にはなじみがない。しかし私たちは、知らず知らず、自分の脳が生み出す錯覚によくだまされてい

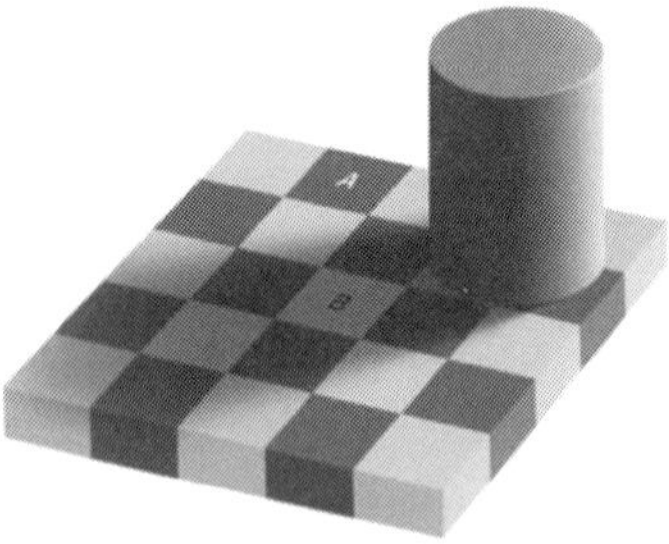

図１　市松模様の影の錯覚
Edward H. Adelson, 1995.

る。**図１**を見てみよう。ここにAとBというふたつのマス目がある。どちらの色が明るいだろうか？　きっと私と同じように見えるにちがいない。Bのほうが明るいと。そうではないか？

だがそれは間違っている。ふたつのマス目はまったく同じ色なのだ。本当に。ではなぜそのふたつを違う濃さのグレーととらえるのだろう？　それは私たちの脳が生み出す錯視なのである。私たちの視覚系は、Bのマス目が陰にあり、Aのマス目が光に照らされた場所にあるものと思い込む。しかし実際にはそうなってはいない。この画像はフォトショップという画像編集ソフトで描かれている。マス目からの光の量はどちらも同じなのだが、私たちの脳は、そのマス目がある場所の状態（陰か、光に照らされているか）に対して補正をおこない、Bのマス目のほうが明るいはずだと結論する。[16]　その結果どうなるか？　Aのマス目がBのマス目より暗く見える。主観的な現実の認識が、客観的な現実と異なるのである。

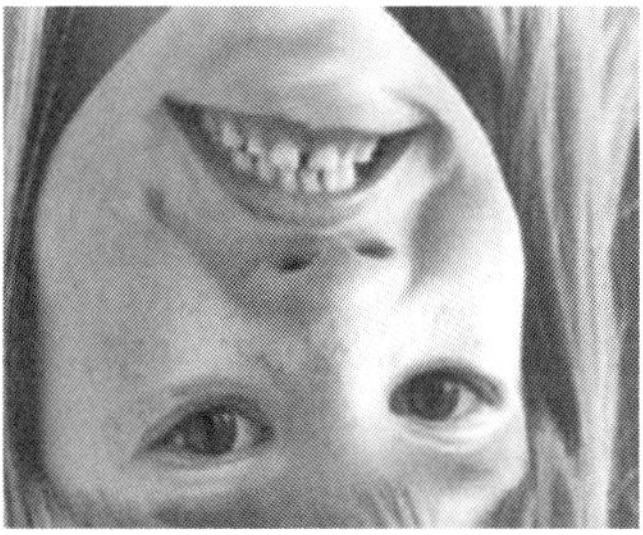

図2　笑う少女
P. Rotshtein, R. Malach, U. Hadar, M. Graif, and T. Hendler, "Feeling of Features: Different Sensitivity to Emotion in Higher-Order Visual Cortex and Amygdala," *Neuron* 32（2001）: 747-57より改変.

この場合、脳は私たちに誤った情報を（しかもとても説得力のある形で）与えているが、それには立派な理由がある。人間の視覚系は、物理法則に従わずに巧みに描かれたフォトショップの画像を解釈するようにはできていない。私たちの航法システムと同じく、視覚系も、一番よく現前する世界を解釈するように作り上げられている。そのために、視覚系はいくつかの近道――世界に対するいくつかの仮定――を設け、その役目を果たすうえで利用する。そうした近道によって、脳はほとんどの状況で効率よく働くのだ。それでも、そんな仮定に合致しない場合にはエラーを起こす余地が残されている。

別の例を調べてみよう。**図2**を見てほしい。

何が見えるだろうか？　逆さまの写真で少女が笑っている。はい、では本を一八〇度回転して写真が正しい向きで見えるようにしよう。今度はどう見えるだろう？　急に少女はかわいい顔立ちでなくなるのではないか。この錯覚を「サッチャー錯視」という。一九八〇年に初めて提示されたとき、当時のイギリス首相マーガレット・サッチャーの写真が使われていたからだ[17]。彼女は、控えめに言っても、明るい顔で知られてはいない。

この錯視は、顔を逆さにしながら目と口は逆さにしないようにすると起こる。上下逆さまでも、その顔はわりとふつうに見え、受け取る表情も「サッチャー化」（目と口を回転させずに顔を逆さにすることを指す言葉）される前のもとの写真が示すものと変わらない。したがって、もとの少女が笑っていたら、サッチャー化されたあとも笑っているように受け取られる。ところが、サッチャー化された顔は正立すると変になり、グロテスクにさえ見える。目と口の向きが顔の残りの部分に対して合っていないことが、すぐにわかるのだ。

この錯視は、ほかの多くの錯視と同様、脳の働き方や、脳の発達をもたらした進化上の制約について知る手がかりを与えてくれる。私たちは、一日じゅう歩きまわるなかで正立した顔を目にする。いたるところにそれはあるのだ――街なかにも、バスで隣の座席にも、オフィスにも。重要なのは、顔が顔であって、サッカーボールやスイカなどではないと正確に効率よく認識することだ。なんといっても顔は蹴りまわしてはいけないし、真っ二つに割ってもいけないからである。あなたの大切な人と、上司や隣人とを、すぐに見分けられる必要もある。そうでないと、気まずいことになるのだから。むしろ、パートナーと上司と隣人の顔を見分けられさえすれば、それでいい。この世界で暮らしていくには、何千もの顔を覚えて見分けなければならない。さいわい、脳の紡錘状回という部位にある紡錘状顔領域（ＦＦＡ）のおかげで、大半の人はわけなくそれができる[18]。ＦＦＡは、視覚系の一部で、私たちが顔を顔と認識し、日常的に目にするたくさんの顔を見分けるのに役立っている。きちんと働くＦＦＡがなければ、人はみな相貌失認症となるだろう。つまり顔がわからなくなるのだ。紡錘状回に障害のある人は、顔を識別しにくく、自分の顔を認識することさえできない場合もある（オリヴァー・サックスは、周知のとおり、著書『妻を帽子とまちがえた男』（高見幸郎・金沢泰子訳、早川書房）でそうした症例について記している[19]）。

だれがだれかもわからずにあなたが暮らすことを考えてみよう。確かに、人間の顔認識は完璧ではない。近寄ってきた人に、前に会ったと言われても思い出せないことはよくある。それでも、わが子を学校へ迎えに行くとき、その子が新しい服を着ていたり髪を切ったばかりだったりしても、ふつうは間違いなく見つけ出せる。いや、それ以上のこともできる。たくさんの顔のなかでわが子を見つけられるばかりか、その子の表情をちらっと見るだけで今日いいことがあったか悪いことがあったかもわかるのだ。

人間は、他者の感情をとらえるのにとても長けている。声のトーンや歩き方など、さまざまな手がかりをもとに、いつでも無意識にそれをしているのである。しかしたいていの場合、私たちは表情をとらえて他者の感情を見分ける。うれしい表情は、それが顔に出ていればわかるし、悲しいとか、怖いとか、怒っているとかは、口元が歪んでいたり、目が大きく見開かれていたり、眉間が狭くなっていたりしてわかる。手がかりがわずかでも、私たちは他者の感情を知ることにかなり長けている。表情を認識するエキスパートになっているからだ。なじみ深い顔でも、前に会ったことのない顔でも、自分の文化圏の顔でも、ほかの文化圏の顔でも、認識できる。表情が普遍的なためである[20]。

感情を伝えたりとらえたりする能力は、私たちが生きていくうえで欠かせない。たとえば、恐怖におののく顔と怒った顔とを区別する能力を考えよう。怒った顔は、その人が——場合によっては目の前にいる自分に対して——気分を害していることを示しており、すると命の危険があるかもしれない。一方、恐怖におののく顔は、周囲のどこかに危険があることを示しているが、その人自身はこの危険の源ではない。その場合、私たちはすぐに周囲に目を走らせ、危険を回避するためにその源を見つけようとしなければならない。

感情表現とその人がだれであるかを正確に認識することは、社会的なコミュニケーションにとってきわめて重要だ。たいていの人は、何千もの顔を認識できる。マーガレット・サッチャーとボーイ・ジョージをたやすく見分けられるし（一見、ふたりは似ている）[21]、しかめっ面と笑顔の区別もつく。それでも、顔の上下を逆さまにすると、ナビゲーションの計器なしに漆黒の闇のなかを飛ぶ操縦士とほとんど同じように、お手上げになってしまう。
脳は、「正立した」顔や表情を見つけるのに使われている。顔のパーツ（目、鼻、口）を同時に処理するのは、それが最も効率のよい方法だからだ。つまり、各パーツを別々に認識するのでなく、脳は顔とその表情を全体として処理するわけである。[22]ところで脳はあまり上下逆さまの顔には出くわさないので、正立した顔と同じぐらい効率よくそれを処理するようになってはいない。回転した顔を見せられると、私たちはそのパーツを全体の配置としてではなく別々に処理するようなのだ。[23]
図2に示した、少女の回転した顔に話を戻そう。顔は回転しているが、目と口は正立の向きのままだ。目と口は、それだけでふつうに感情を表現している。私たちの脳は、それらと、顔のほかの部分とを別々に処理し、伝える感情の手がかりを突き止める。この結果、その人が笑っていると結論づけるのだ。しかし、サッチャー化された顔を回転させると、見たこともない形をした目と口になる。そうして顔が歪むと、その歪みに対して私たちの感情は嫌悪や恐怖の反応を示す。
サッチャー化された顔にだまされるのは、人間だけではない。サルもだまされる。[24]エモリー大学の研究チームは、図2で用いたのと同じ手法でサルの顔をサッチャー化した。このとき彼らはサルのグループに四枚の写真を見せた。一般的なサルの顔、それを逆さにしたもの、サッ

チャー化して逆さになったサルの顔（図2のように）、サッチャー化したサルの顔を正立させたもの（人間には異様に映る）の写真である。サルは、一般的なサルの写真にはたいして興味を示さなかった――画像が正立でも逆さでも、サルはそのふつうの顔をちょっと見ただけでほかへ目を移してしまったのだ。ではサッチャー化したほうの顔はどうだったか？　画像が逆さだと（図2のように）、サルはふつうの顔のときと同様、サッチャー化した顔のときにもあまり興味を示さなかった。ところが、画像を正立にして見せると、サルはほかの顔よりもサッチャー化した顔をはるかに長く見ていた。こうしたサルの反応は、サルも人間と同じぐらい、サッチャー化した顔を正立させたものは変だと思うが、やはり人間と同じく、サッチャー化で逆さになっている顔はふつうに思えるようにだまされていることを示している。サルがサッチャー錯視を起こしやすいのなら、この錯視の根本的なプロセスは進化史的に古いことになる。脳はどうやら、正立した顔に対する特殊なバイアスを遠い昔に身につけていたようなのである。

大多数の錯覚と同じように、この錯視を知り、原因がわかっても、錯視は消えない。もはや図1のふたつのマス目が同じだとわかっていても、BはAよりも明るいと知覚するのだ。知っていても、私たちの知覚は変わらない。それでも錯覚は起きるのである。操縦士も、自分が空間識失調の状態にあり、計器の情報がみずからの知覚と一致しないと気づいていても、下へ向かっているときに上昇しているように感じる。きわめてリアルに感じるこの錯覚は、知覚が間違っているという認識があるとしても、それとは関係なく生じる。

錯視の場合、それが私たちに提示されるときに、自分の知覚が間違っていることを受け入れるのは比較的易しい。私たちはそれを自分の目で見る。本を回転したり、図1のグレーのマス目をフォトショップであちこち動かしたりすれば、そんな錯視が現れる様子を見ることができる。ところが、感覚上の錯覚と違って認知上の錯覚は、はるかに受け入れにくい。

どんな複雑なシステムもそうだが、脳には本来的な欠陥がある。この欠陥はあまりにも大きく、私たちは日々それをもって暮らしながら気づいていない。人はめったに、自分の知覚が世界を正確に写しとったものだということを疑わない。実際には、脳が現実に対する歪んだ感覚を与えることが多いのに。この隔たりが、計器（空間識失調の場合など）や実例（錯視の場合など）やデータ（楽観性のバイアスをはじめとする認知上の錯覚の場合など）によって示されたときに、人は予想とは驚くほど違う状況を目にする。そんなときに私たちは、自分の周囲や、それればかりか自分のなかのものにかんして、脳があまり決定的な信頼の置けるものではない事実に気づくことになる。

それでも錯覚から私たちは、人間の脳がもつ、適応に役立つ性質について知ることができる。錯覚は、私たちの神経系の進化における、失敗ではなく成功を示しているが、空間識失調のように、時として惨事につながることもある。

認知上の錯覚

左に挙げる個人の特性のリストを眺めてほしい。それぞれについて、あなたの能力が人口の下から二五パーセント以内か、二五パーセントから五〇パーセントのあいだか、五〇パーセントから七五パーセントのあいだか、それとも七五パーセントより上か——つまり上から二五パーセント以内か——ちょっと考えてみよう。

1. 他者との協調性
2. 統率力
3. 論理的思考
4. 運転技能

同じことを次の特性でもやってみよう。

1. 誠実さ
2. 快活さ

3. 面白さ
4. 体型の良さ

実のところ、大半の人は、自分が平均的な人間より優れていると認識している。私たちは自分をユニークな存在と考えているのだ。ここに挙げたどの資質についても自分が平均より上だとまでは見なしていないかもしれない。しかし、ほとんどの人は自分を上位五〇パーセント以内、いや上位二五パーセント以内にさえ位置づけているのではないか。

一九七〇年代の半ばにおこなわれた調査では、回答者の八五パーセントが他者との協調性において、また七〇パーセントが統率力において、自分は上位五〇パーセント以内に入ると見なしていることがわかっている。それどころか、「他者との協調性」については、二五パーセントの人が自分は上位一パーセント以内に位置するはずだと考えていた！[25] 別の調査からは、被験者の九三パーセントが自分は運転技量について上位五〇パーセント以内に入ると思っていることも判明している。[26]

もちろん、実際にはありえない。ほとんどの人がほとんどの人より上になることはできない。データは数学的な欠陥を示しているのだ。だれかがグラフの下半分にいなければならず、全員が分布の上側のテール［訳注：グラフが尻尾状に伸びて縦軸や横軸に近づいている部分］にいることはありえないのだ。それでも私たちは、自分がたいていの肯定的な特性で上のほうにいると思うことができ、事実そう思っている。この錯覚を「優越性の錯覚」（あるいは「優越性のバイアス」）という。これは、空間識失調やサッチャー化した顔がもたらす錯覚と同じぐらい威力が大きい。私たちは、自分が平均的な人よりも面白く、魅力的で、きさくで、成功を収めるものと結構自信をもっている。人から訊かれてもおおっぴらには認めないかもしれないが、そのとおりだと強く感じている。本当のことを言えば、一部の人は確かに平均的な人より創意に富み、誠実で、愉快なのだが、およそ半分の人はそうではない。要するに、私たちは自分自身の錯覚に対して盲目なのである。だが、みずからのバイアスには気づかなくても、他人のバイアスならよく見つけられる。

この法則は、空間識失調にも当てはまる。六〇四便の操縦士ハドル・アブドゥラが機体を傾けすぎていたとき、ひとりではなかった。隣には、副操縦士のアムル・シャーフェイが座っていた。シャーフェイは、機体の姿勢が正確にわかっていたようだ。アメリカの調査チームがまとめた報告書によれば、「副操縦士の発話は、混乱した場面で当該機の飛行高度を正確に認識していたことを示していた」という。[27] アブドゥラに傾斜が大きすぎると最後に告げたとき、彼はきっと操縦士の空間識失調に気づいていたにちがいない。

ある人の味わっている錯覚を、それを起こしていない第三者が見れば、はっきり錯覚とわかることも多い。しかし六〇四便の場合、シャーフェイはアブドゥラが空間識失調を起こしていると気づいていたようなのに、すぐにはそのことを言い出せなかった。ようやく先輩の空間識失調を指摘しようとしたときには、もう遅すぎたのである。

この出来事は、多くの錯覚がもつ重要な特徴を明らかにしている。錯視の場合、えてして周囲の人も同じように見誤るが、ほかのタイプの錯覚は、人それぞれの置かれた状況によっていささか違いが出る。たとえば、ほとんどの人は、自分が多くの点で他人より優れていると考える。自分のほうが上であって、ほかのすべての人のほうが上ではないと見なすのだ。そのため、（a）人はみな、世界についてちょっと違った見方をもち、（b）他人については、優越性の錯覚など、認知上の錯覚に気づくことができる。私たちは、他人のこうした錯覚やバイアスを見つけられるが、自分のものは見つけられないので、自分はほとんどの他人に比べてバイアスを受けにくいのだと決めつける。つまり私たちは、自分が錯覚を起こさないという錯覚に陥っているのだ。認知上の錯覚における皮肉な事実である。

自分がほかの人間に比べバイアスを受けにくいと感じる傾向は、プリンストン大学の心理学者エミリー・プロニンが「バイアスの盲点」と名づけている[28]。この現象の例として、プロニンはカモ狩りを挙げている[29]。

二〇〇四年、連邦最高裁判事アントニン・スカリアとアメリカ副大統領ディック・チェイニーは、ルイジアナ州南部にある私有の山荘に泊まっておこなうカモ狩りに出かけた。チェイニーもスカリアも自分はカモ撃ちがうまいと思っているのだと私は思う――だがそれは実のところ話の主眼ではない。この狩猟旅行が関心を引くのは、副大統領が当事者である訴訟の裁定を、スカリア判事が下すことになっていたからだ。チェイニーは、自分が開いていたエネルギー作業部会の出席者の身元について詳細を開示するように命じていた地裁の判決に対し、上訴していた。

メディアや大衆は、最高裁が上訴を受理したわずか数週間後にスカリアがチェイニーと親密な交際をしていたとしたら、スカリアはその訴訟の担当を辞退すべきだと考えた[30]。副大統領と飲食し、交際し、カモ狩りをしたのなら、今後チェイニーの訴訟を裁定する際にスカリアは真に客観的にはなれない、と懸念したのである。スカリアはどう答えたか？「私の公正さに合理的な疑いの余地があるとは思わない」。彼はそう言ってから、この旅行で唯一まずかったのは、狩りの成果がお粗末だったことだと付け加えた[31]。

スカリアは結局、最高裁判事が過半数で決めたとおり、チェイニーの立場を支持する裁定をおこなった。スカリアが客観的に裁定した可能性もあるが、彼の公正さに疑いの余地がないと言うのは不合理に思える。私たちにはこれは明らかなようでも、彼にはそうでなかったのはなぜだろうか？　プロニンは、人が他人のバイアスの程度を行動によって判断する一方、自分のバイアスについては内なる感情や考えや動機によって判断する傾向をもつためではないかと言っている。[32] スカリアは、チェイニーとちょっとした休養に出かけ、赤ワインを飲み、狩りの情報をやりとりした。ほどなくスカリアは、チェイニーを支持する裁定をおこなった。私たちは、そうした行動をもとに、スカリア判事にバイアスがあったかもしれないと判断する。だが、私たちと違ってアントニン・スカリアは、自分自身の考えや動機に頼っていた。それらをもとに、自分がチェイニーの訴訟を裁定する際に絶対にバイアスがかからないと判断したのだ。スカリアは、自分の内なる動機や心理状態をしっかり理解していると思っていた。つまりどちらが上かわかっていると思っていたのだ。少なくともある程度、それは間違いだった。

スカリアは、「内観の錯覚」を起こしていたようだ。この錯覚は、自分の心理状態の根本的なプロセスが直接つかめるように強く感じられることである。しかし大半の心的プロセスは、意識による解釈では把握できない。落とし穴は、自分が気づいていないということに人は気づかない点にある。そのため、内観ではただ自分の内なる意思を観察しているように思えても、それはおおかた自分の内なる意思についての「推理」であって、意思をそのまま映したものではない。[33]

内観の錯覚を示す好例のひとつは、ペッテル・ヨハンソン、ラーシュ・ハール、スヴェルケル・シルクストローム、アンドレアス・オルソン（最後に挙げた人物と、幸運にも私は博士課程の研究期間にずっと同じ職場にいた）がおこなった研究から得られている。このスウェーデンのチームは、意思がどの程度正確に内観できるのかについて、調査に乗り出した[34]。一二〇人の被験者に、二枚ずつの女性の写真を一五組見せたのである。どの組でも、被験者にはふたりの女性のなかからすてきだと思う写真を選ばせた。その後、選んだ女性の写真をもっと近くでじっくり眺めさせ、なぜこの女性のほうがすてきだと思うのかを説明させた。これを三度試行するあいだ、実験者は、被験者の気づかぬうちに彼らをだましていた。被験者が選んだ写真ではなく、はじいた写真のほうを見せたのだ。すると驚いたことに、およそ七五パーセントのケースで、被験者はすばやく入れ替えた事実に気づかなかった。二枚の写真がまったく違う場合でもそうだった。実験の最後に、インチキに気づいていない被験者へ仮定上の質問をする。「もしもあなたの選んだ写真が、はじいた写真とこっそり入れ替えられたら、それに気づくでしょうか？」被験者の八四パーセントは、（ほんの少し前に何の変化にも気づかなかったのに）簡単に気づくと考えていた。

さらに意外なのは、実際には何秒か前にはじいていた写真が、（気づいていないが）本当は選んでいたほうの写真よりもすてきに思える理由を、被験者が実に喜んで語るということだ。被験者のひとりは、自分がアクセサリーをつけている笑顔の少女を選んだわけを、「彼女は輝いて見えます。バーにいたら、別の写真の女性でなく彼女に話しかけていたでしょう。私はイヤリングが好きなんです」と言っていた[35]。ところが実は、被験者はイヤリングをした笑顔の少女など選んではいなかった！　アクセサリーをつけていない地味な少女を選んでいたのだ。だまされて笑顔の少女のほうが好きな理由を説明させられたとき、被験者は自分の決断を導いた心的プロセスを分析できると思っていた。ところが彼の答えは、自分の好みや意思が直接つかめるように思えても、間違いであることを示している。この被験者は、内観の錯覚に陥っていた。みずからの内なる心的プロセスを忠実に映し出すのではなく、彼は自分の意思や過去の心理状態を誤って推理し構成していたのである。

研究者はこの現象を「選択盲」と名づけ、このようにだまされている可能性を被験者が考えないことを「選択盲盲」と表現した。[36]チームは、選択盲が顔の身体的な魅力の判断に限って起きる現象ではないことも確かめようとした。前に述べたとおり、脳による顔の処理は特殊だ。私たちは顔を全体として処理しており、顔の認識にかかわる何かがとくに選択盲の影響を受けやすい可能性もある。

そこでヨハンソンとハールは、近所のスーパーにわざわざジャムの試食コーナーを設けた。そして何も知らない客を呼び止め、クロスグリとラズベリーの二種類のジャムを味見してもらった。片方のジャムは青いビンに、もう片方のジャムは赤いビンに入っている。それぞれ試食してもらったあと、その客にどちらが好みか教えてもらう。それから選んだほうのジャムだと言ってまたサンプルを渡し、なぜこちらのほうが好きなのか語らせたのだ。

だが客が気づかぬうちに、ヨハンソンとハールはまたもやちょっとしたインチキをしている。客に見えるジャムのビンは中に仕切りがあってふたつに分かれており、左右で別のジャムが入っていた。このおかげで、ヨハンソンとハールは簡単に手品をおこない、客に選んでいないほうのジャムを気づかぬまま食べさせることができた。客は「ジャム盲」の状態だったのである。二度目にもらったジャムが自分の選んだほうではないことに気づかなかった。そしてやはり、実際には自分がしてはいない選択について、根拠を堂々と語ってみせた。(37)「こちらのほうが甘さが控えめ」。ある客は理由を訊かれてそう答えた。別の客は、「プラスチックのスプーンにぴったり」と考えた。(38)

ヨハンソンやハールらのおこなった実験は、私たちが実際とは違う好みや意思について、知らず知らず言葉で理由づけをしてしまう場合があることを示している。そうした食い違いは、だましはしない場合にも起こるのだろうか？

外国へ移り住むか、どの大学へ行くか、どちらの仕事のオファーに応じるかなど、人生で大きな決断をする前に、たいていの人は多くの時間をかけて個々の選択肢の良し悪しを洗い出す。可能性を再三検討した末に、決断を下すのだ。結論を出すころには、コロンビア大学ビジネススクールがウォートン・スクール［訳注：ペンシルヴェニア大学のビジネススクール］よりも自分の求めるものに合っている理由を、人に説明できるようになっている。なかには、金曜の晩にどの映画を見ようかと何時間も考える人や、持ち帰りのピザの注文をする前にマッシュルームとハムでなくペパローニにするメリットとデメリットを頭のなかで列挙できる人もいる。

私たちは往々にして貴重な時間を無駄にしている。複数の研究から、考えすぎると最善ではない判断を下す可能性があることが明らかになっている。ある研究では、被験者にいくつかの候補から持ち帰るポスターの図柄を選ばせた[39]。ひとつのグループの被験者には、決断する前に、それぞれのポスターが好きだったり嫌いだったりする理由を挙げさせた。もうひとつのグループには、即断させた。数週間後に調べると、即断した被験者のほうが、候補を意識的に評価する時間をとった被験者よりも、満足度が大きかった。

いったいどうなっているのか？　よく考えるほうがまずい選択をしてしまうのは、なぜなのだろう？　候補を意識的に評価することによって、人はポスターの特定の要素にだけ注目し、もっと重要な要素をおろそかにしてしまうこととなった。より重視された特徴は、言葉にしやすい特徴だったのである。「このポスターの色のほうが、うちの家具と合います」と被験者のひとりは説明している。ポスターに対する感情の反応などの要素は、内観や言葉による表現では容易につかめなかったので、熟慮の過程では無視される可能性が高かった。ところが被験者がポスターを持ち帰ったとき、そうした要素――彼らにはわからなかった要素――がしりわけ重要なものとなった。

どの選択肢が一番かを見きわめるのに、熟慮は最良の手だと一般に考えられているが、実は誤った情報を与えてしまうおそれがある。選ぶ対象がアパートの部屋であれ、ゼリービーンズであれ、熟慮は満足の邪魔となることがわかっているのだ[40]。意識的に理由づけするのでは、特定の情報しか手に入れられないからである。どんなにがんばっても、見えないままとなりそうな思考や感情のプロセスがある。

楽観性のバイアスは、認知上の錯覚だ。錯視や優越性の錯覚とまったく同じように、これにも私たちは気づかない――少なくとも、有無を言わせぬ情報が提示されるまでは。「選択盲盲」や内観の錯覚の場合と同様、私たちは自分がだまされる可能性があるとは思わない。確かに、私たちの周囲の人は現実とかけ離れて楽観的かもしれないし、どこか別の国の人もそうかもしれないが、私たちは違う――ヨーロッパ人、中東の人間、ニューヨーカー、弁護士、ジャーナリスト、学者、あるいは高齢者は違う（自分はちゃんとわかっている）のだ、と。多くの人は、未来に起こることについて自分がかなり現実的に見ていると思っており、自分の予想がわりと楽観的であっても、それは未来が確かに結構なものになるからだと考えている。

楽観性のバイアスは、私たちを守ってくれている。心の平穏や体の健康を維持する役目を果たしている。私たちを手近な高層ビルの屋上へ行かせるのでなく、前へ進ませてくれるのだ。

するとあなたは、それが本当ならなぜバラ色の泡をはじけさせたがるのかと私に問うかもしれない。ごもっとも。だがサッチャー化した顔（図2）や明るさの錯覚（図1）を思い出してほしい。そうした錯覚をよく知っていて、心がそれを生み出す仕組みを説明できさえしても、あなたはなおだまされる。毎回、ことごとく。

同じことは楽観性のバイアスについても言える。本書で示す証拠を吟味すれば、このバイアスの存在はわかるかもしれない。ときには、そうしてわかっていると、あなたの行動を変えられる可能性すらある。空間識失調の根本的なメカニズムを理解していると、操縦士が機体を安全に目的地へ向かわせられるように。それでも人は、明るい見方をしやすいのである。

第2章 動物は今のことしか考えられないのか？
未来を見越す行動の進化

ジェイが一五分間の名声を得たのは、二〇〇七年のことだった。彼女の事例は一流の科学誌『ネイチャー』で初めて報告され、その後、世界じゅうの雑誌や新聞やブログにも掲載された。心理学者や生物学者、神経科学者、一般の人はみな、ジェイの能力に魅了され、それを明らかにした科学者は世界に名を馳せた。

ジェイは、自分の能力を特別と思っているようには見えない。彼女自身について言えば、その暮らしぶりは決して非凡ではない。世界でも指折りの古さと評価を誇るケンブリッジ大学のキャンパスで暮らしている。この大学の学寮《カレッジ》は、街を穏やかに流れるカム川沿いにある。芝生に囲まれた、そんな美しくも古い建物のひとつに、ジェイはたくさんの仲間とともに住んでいるのだ。いつでもワンフロアの数部屋を、一〇人ほどが共用している。ふだん、ジェイとルームメイトたちはうまくやっている。だが小さな問題もいくつかある。たとえば、互いの食べ物をくすねてしまうことがよくある。若いころ同居人がいた人ならだれでも、食べ物をくすねるのはありがちなことだとわかるだろう。あなたは、朝起きて深皿にクランチー・ナット・シリアルを入れたところで、牛乳が切れているのに気づく。さてどうするか？ つい先日ルームメイトが買った牛乳パックをひっつかむのだ。冷蔵庫から新しい牛乳を取り出していると、おいしそうなチョコレートケーキに目を引かれる。いけないとはわかっているが、ナッツのかけらをまぶした茶色いキューブは魅惑的で、数秒ほど良心の葛藤があったのち、それにも手を伸ばす。だれも私が食べたなんて証明できやしない、とあなたは自分に言い聞かせる。この家には五人で住んでいるのだ。あなたはすばやく四角いチョコのかたまりを口に詰め込んだあと、満足そうに舌なめずりをして、証拠となる粉をしっかりぬぐい取る。

そうした嫌な事態を避けるために、人はよく、他人と暮らしていると食べ物を隠す。パックのアイスクリームを冷凍庫の一番奥に入れたり、高価なワインを寝室に置いたりするのだ。ジェイもそんなことをしていて、しかもかなり利口だった。朝食をどこかへしまうところをルームメイトのだれかに見られたら、彼女はその人が部屋を出てから戻り、しまう場所を変えて、翌朝その食べ物がなくなっていないようにする。当初、この隠しなおす手口をジェイは思いついていなかった。彼女自身がだれかの食べ物をくすねてから、そんな手の込んだ行為をしはじめたのだ。自分がやるから人もやると思うのである。

ジェイの共同生活の決めごとには、ひとつ変わった点がある。ジェイとルームメイトたちには、それぞれに割り当てられた部屋がない。だれもが、そのフロアのどの部屋で寝てもいいのだ。ジェイはこの住まいのどこで寝るかは気にしない。しかしこれでひとつの問題が生じる。ジェイは、朝に空腹になるのを嫌がる。どこで寝るにせよ、起きるときに朝食があることを確かめておきたいのである。もちろんルームサービスなどない。ここは大学であって、五つ星のホテルではない。だから眠りに就く前に、ジェイは翌日起きるつもりの部屋に、朝食にするものをいくらか隠しておく。彼女はふつう、バラエティのある食事をしたがる。たとえば、すでに寝室に朝食の穀類が少しあるとわかっていたら、穀類がもっとないのかと思うのでなく、別にピーナッツをもってくる。

ジェイが食べ物の選択を楽しむのは朝食ばかりではない。どんな食事でもあれこれ種類があるのを好む。何かひとつのものをしばらく食べていたら、それに飽きて別のものを欲しがるのだ。それもそうだろう。同じものばかり食べつづけるのがいいという人はいない。スープを一杯か二杯飲んだら、もう一杯ほしいとはあまり思わない。生まれてこのかた味わったなかで一番おいしいスープであっても、次は何か別のものをほしがるだろう――サラダとか、サンドイッチとか。だが困ったことに、ジェイは日々のメニューを完全に自分で決められるわけではない。食事は大学から提供されているからだ。彼女は早くから、自分の求めるバラエティが、ケンブリッジ大学のケータリング・サービスでいつも得られるわけではないことに気づいていた。まったく同じ食事が、同じ日の昼食にも夕食にも出されることはよくあるのだ。ジェイはそれが嫌でたまらない。そこで食事を多彩にするために、彼女はよく朝食の一部をとっておいて夕食にいただくことにする。

もうひとつ、ジェイについて言っておくべきことがある。ジェイは飛べる。いつでも彼女は、翼を広げて飛び立つことができる。しかし、これがジェイのすばらしいところなのではない。『ネイチャー』に彼女の事例が報告された理由は、それではないのだ[1]。ジェイが飛べるのは、アメリカカケス（英名scrub-jay）だからである。青くて美しい鳥で、体高約三〇センチ、重さは八〇グラムあまり。*Aphelocoma californica* という学名ももつこのアメリカカケスは、カラス科の一種で、北アメリカ西部が原産だ。ジェイとその仲間の鳥は、カリフォルニア大学デーヴィス校から実験心理学者のニッキー・クレイトンによってケンブリッジ大学へ連れてこられた。

一九九〇年代の半ば、イギリス生まれのクレイトンはデーヴィスでポスドクとして研究をしていた。ある日、大学の緑豊かなキャンパスでランチを食べていた彼女は、アメリカカケスが食事中の学生のあいだを飛びまわって食べ残しのサンドイッチのかけらを集めているのを目に留めた。それ自体は珍しいことではなかった。だがその鳥たちは、集めたものをその場でそのときに食べはしなかった。自分の宝物をキャンパスのあちこちに隠し、あとで戻ってきて、別

のときに食べるためにさらに違う場所へ隠しなおすのだった。(2)
たいていの人は、鳥の行動について深く考えはしないだろう。しかしクレイトンは、心理学をよく学び、動物の行動を研究していた。そんな彼女にとって、これはユリイカ（ひらめき）の瞬間だった。鳥が見事な空間記憶の能力を示し、前に食料をたくわえた（つまり隠した）場所を正確に覚えているだけでなく、あとのために食料を隠し、資源が枯渇するかもしれない将来に対して準備する能力をもつことも明らかにしていたのだ。おまけに、もう一度隠しなおす方策は、ほかの鳥に盗まれる可能性を考慮していることをほのめかしている。クレイトンはおよそ一〇年後、こうした推定を実験で証明することになる。(3) 彼女の得た知見は、多くの著名な心理学者がもつ考えを否定するように思われた。その考えとは、人間以外の動物には心理的に時間の「制約」があり、別の時間や場所に存在することを想像できない、というものである。

私は今自分の職場にいる。秋の初めだが、すでに外は鉛色で雨が降っている。なんとも残念だがロンドンらしい天気だ。二〇〇九年九月一五日、体はクイーン・スクエアでコンピュータの前に縛りつけられているが、心は別のところにある。つい先ほどは、二〇〇五年のカリフォルニア大学デーヴィス校へ戻っていて、自分もまさにその芝生で何度もランチを食べていたのに、まわりにいたアメリカカケスには気づいていなかったのを思い出していた。まだ　年も経っていないが、ロンドンのバラ・マーケットにほど近いオイスター・バー［訳注：バー式の牡蠣料理店］でニッキー・クレイトンと楽しい夕食をともにしたのも思い出した。クレイトンは肉を食べないので、私たちはシーフードと白ワインを選んだ。

書くのをちょっと休むあいだに、近くシカゴで開催される会議へ行くための便を予約する。シカゴへ行ったのは前に一度きり、二〇〇六年の一〇月のことだ。私はロサンゼルスへ向かう途中だったが、接続便に乗りそこねて予定外の一夜を風の街シカゴで過ごす羽目になった。ロサンゼルスの天候を考えて荷物を詰めていたので、冷え込むシカゴの晩にぶるぶる震えるしかなかった。店はもう閉まっていて、コートやセーターを買うこともできない。同行の友人がふと思いつき、二四時間営業のコンビニに飛び込んでフリースの毛布を購入した。私たちは、コンビニにあったグレーの毛布にくるまりながら、シカゴの夜を楽しんだのだ。

私は今度の旅のプランを立てる。会議での発表の準備をして、ホテルの予約もしなければならない。それに、今度はもっとシカゴに合った荷物を詰めるようにしないといけない。フリースの毛布にくるまって街を歩きまわるのはきっと避けるべきだ。市内を探索する時間もそこそこあるのではないか。そこで旅がどんな展開を迎えるのかを空想してみる。今度の旅のプランを詳細に立てても、人生には別のプランも用意されていることにすぐに気づかされるだろう。シカゴに着くなり、当初予約していたホテルに泊まらないとか。予定外の人と過ごし、得るはずだったのとは違うことを学び取るとか。

心のタイムトラベル――心のなかで時間や空間を行き来すること――は、人間がもつ非凡な才能のなかでも最たるものかもしれない(4)。これはまた、楽観性にとって必要そうなものでもある。未来の自分自身を想像できなかったら、明るい見通しももちえないだろう。

ほとんどの人は心のタイムトラベルを（言語や計算のような）特別な技能とは思っていないが、これができることを決して当たり前と考えてはならない。別の時間や場所を想像する能力は、私たちの生存に欠かせないものなのだ。これにより、私たちは将来の計画が立てられるようになり、この星で暮らしていける可能性が大幅に増す。また食料や資源を、手に入りにくくなりそうなときに備えてたくわえるようになる。さらに、未来の報酬を楽しみにして今のつらい仕事に耐えられるようになったり、長期間パートナーとするのにふさわしい人を探せるようになったりする。私たち人間の旅は、直近の過去や未来だけに決して限られてはいない。自分自身が存在する前やあとの時間へも広がりうる。そうすると、自分たちの現在の行動が将来の世代にどう影響する可能性があるかについて、予測できるようになる。もしも一〇〇年以上先の世界を考えられなかったら、私たちは地球温暖化を気にするだろうか？　自分たちのおこないを変えようとするだろうか？

進化の過程で認知のタイムトラベルの技能が自然に選択されるわけは理解しやすい。だが、人間だけが未来を見越す能力をもっているのか？　ほかの種《しゅ》にもこの能力はあるのだろうか？　あるとしたらどの種か？　現生のものでは最も近い、類人猿だろうか？　あるいは、魚や鳥など、進化のうえで遠縁の動物にもひょっとしたらあるのか？

この問題を明らかにすることは、動物が言語でコミュニケーションを図れないために難しくなっている。言語がなければ、私たちは鳥やサルや犬に、将来の予想や過去の記憶を訊くことができない。クレイトンの調べた鳥たちが、生まれ故郷のデーヴィスの町を覚えているかどうか、日の光を浴びながらの楽しい日々のことを考えるか、週末に公園を飛べるかもしれないことにわくわくするか、あるいは自分が年老いていくのを想像できるかといったことがらを伝えられたら、その答えがわかるだろう。だが彼らにはそれができない。そのため、私たちは彼らの行動を注意深く観察して、心のタイムトラベルをしている可能性を推測するしかない。クレイトンが画期的な実験をするまで、動物に心のタイムトラベルができることを示唆する証拠はほとんど存在しなかった。なにより有名な仮説はビショフ＝ケーラーの説で、それによれば、ヒトは未来を想像し、過去を記憶のなかで再体験することのできる唯一の種《しゅ》というわけだった。(5)

いや違うとあなたは言うかもしれない。鳥が温暖な土地へ渡るのはどうなのか？　クマが冬眠するのは？　こういうのは未来のプランを立てている証拠ではないのか？　それから、あなたが部屋に入ると、飼い犬が食事を期待してしっぽを振るのはどうなのだろう？　これは、過去の出来事の記憶と、この先の出来事への期待との両方を示しているのではないのか？

そうとも言えない。こうした例は、心理学者が心のタイムトラベルを指して言うものとは違う。説明しよう。食料の貯蔵や季節ごとの渡りなどといった動物の行動は、必ずしも未来における必要性の理解をともなうわけではない。このような行動パターンは、単に遺伝的素因の進化を示すものにすぎない可能性があるのだ[6]。たとえば、気温の変化で自動的に渡りがうながせるのであって、動物自身が未来のプランを立てるわけではない。鳥の生理機能は、環境のきっかけによって、その場にとどまると寒くてつらい状況に陥ると考えなくても、特定の行動（渡り）が生じるようにできている。もうひとつの例は巣作りだ。鳥は、卵ができる前に巣を作る。彼らは将来卵をかえして育てる必要があることを予想しているのだろうか？　そうかもしれない。だがその行動は、未来を予見する能力とは無関係の生理的引き金によってうながされている可能性が高い。

犬や猫、さらには魚を飼っている人なら、ペットが学習できることを知っている。犬は飼い主を見分けられ、ボールをとってくるように、あるいは部屋でおしっこをしないようにしつけられ、缶を開ける音がすれば食事の用意をしているところだとわかるようになる。魚さえ、水槽をたたく音のあとに餌が与えられることを知っているように見える。人間以外の動物にも記憶があるのは間違いない。しかし、刺激（缶を開ける音）ときたるべき報酬（餌）とを関連づけられるからといって、心のタイムトラベルができることにはならない。この関連づけは、必ずしも心のタイムトラベルをともなわなくても、意識下で身につけられる。[7] たとえば私たちは、コーヒーのカップがひどく熱いことがあるのを知っているので、カップによく紙を巻く。熱い飲み物が危険という知識は、過去に痛い思いをした経験から得ていたとしても、紙でくるんでつかむために、いちいち以前指をやけどした出来事を思い出したり、やけどするところを想像できたりする必要はないのだ。

ところがクレイトンの調べた鳥たちは、単なる連想的学習や遺伝的素因を超えた何かを示しているように見える。この章の冒頭へ戻り、ジェイの行動を見直してみよう。実を言うと、私が記したその行動はすべて、ニッキー・クレイトンとその同僚が報告したものだ。観察によれば、鳥たちは、将来足りなくなると思われる場所に食べ物を隠していた。[8] そしてまた、盗まれるケースを減らすために、ほかの鳥に前に見られていたら食べ物を別の場所に隠し直していた[9]し、ある食べ物が翌日なくなると予想できる場所に、その食べ物をたくわえもした。[10] こうした行動は、未来のプランを立てていることを示すと思うだろうか？　タイムトラベルを表していると？

いくつかの例に注目しよう。ある実験で、クレイトンは鳥たちにふたつの部屋のいずれかで朝を迎えさせた。[11] 部屋Aでは、鳥は必ず朝食をもらえる——つまり朝食の部屋だ。部屋Bでは、決して朝食をもらえない――つまり朝食なしの部屋だ。その後一日じゅう、鳥は部屋Cで過ごし、たくさん食べ物を与えられる。鳥はその場でそれを食べてもいいし、たくわえてもよかった。すると鳥はどうしただろうか？　部屋Cから幼虫や穀物をいくらか持ち出して、朝食なしの部屋に隠したのである。そのときは満腹でも、翌日朝食なしの部屋で空腹になることをすでに考えていたのだ。この鳥の高度な行動は、具体的で入念なプランを立てることを示している。これは遺伝的素因では説明できないし、刺激による連想で説明するのも難しい。それどころか、人間がプランを立てる行為をも思い起こさせる。鳥が食べ物をある場所から別の場所へ移すのは、空腹になるときに備えてのことなのと同じように、人間がたくさん食べたばかりでもスーパーへ行くのも、何時間か経てば腹が減ると予想し、冷蔵庫が空っぽだと知っているからなのだ。

それだけではない。鳥は賞味期限の概念を理解しているようにも見えた。幼虫が松の実よりも早く腐ることを知っているようで、隠してから短い時間しか経っていなければ（つまり「賞味期限」がまだ過ぎていなければ）幼虫を回収するが、幼虫がもうだめになっていると思えば松の実の場所へ向かうのだ[12]。これは実に見事な能力で、ラットなどほかの動物は、時間が食べ物の劣化にどう影響するのかについて理解しているように見えない[13]。もちろん人間は、そのプロセスを熟知している。だからこそ私たちは、時間をたどり、優先順位をつけ、未来のプランを立てることができる。どうやらアメリカカケスもそれができるようなのである。

もちろん、鳥は人間と同程度に高度なプランを立てられそうにはなく、同程度に細かく未来を想像できそうにはない。一方、今という時間に縛りつけられているようにも見えない。少なくともある程度は、明日が今日とは別だとわかっているらしい。鳥にこの概念がつかめるのなら、人間と最も近縁の現生動物である類人猿にもきっとつかめると思うかもしれない。だがそれは違うようだ。サルが未来のプランを立てるかどうかの検証は、いくつか試みられている。大半のケースは、ヒト以外の霊長類でそうしたプランの立案を実証できなかった[14]。食べ物を与えられると、サルは満腹になるまで食べて残りを捨ててしまう。日に一度しか餌が出されず、何時間かすると確実に腹が減るような状況であっても、そうだった。手に入る食べ物をとっておけばあとで空腹にならずに済むのだが、そうしないのである。食べ物の量をいろいろあるなかで選ばせると（二日分、四日分、八日分、一〇日分、二〇日分など）、必ずしも一番多い量を選びはしないが、えてしてその場で食べられる量を選ぶ。なかには、未来の時間をなんらかの形で理解していることを示す行動（あとでもっとたくさんもらうために今は食べ物を少なめにとるなど）を、サルにとらせることのできた研究者もいる[15]。だが一般的に言って、サルが未来の時間について十分に発達した感覚をもち合わせていないか、科学者がまだ適切な実験をおこなっていないかのどちらかだろう。

知識

では、何が一部の鳥に心のタイムトラベルをしやすくさせているのだろう？　鳥が未来を見越す能力は、人間のそれとは別に進化を遂げた可能性が高いが、この答えはロンドンのタクシードライバーの脳に見つかるかもしれない。ロンドンのタクシードライバーは、タクシードライバーの「トップガン」［訳注：戦闘機パイロットの最優秀エリートの呼称で、転じてトップクラスの人間を指す］だ。伝統的なブラックキャブと呼ばれるタクシーのドライバーに認可されるには、「知識《ナレッジ》」を証明する試験に通らなければならない。この「知識」は一八六五年に確立され、それ以来、タクシードライバーにとって世界一厳しい関門となっている。ドライバーは、ロンドン市街中心部のチャリングクロスから半径六マイル（一〇キロメートル弱）以内にある二万五〇〇〇の通りと三二〇〇のルートを熟知していることが求められる。ルート沿いにある、劇場、ホテル、地下鉄の駅、ナイトクラブ、公園、大使館といったすべての名所を知っていることも必須だ[16]。

　たとえば客がナショナル・ポートレート・ギャラリーで（最新の展示『ツイッギー：写真で見る半生』を観覧したあとに）乗って、次に（ジョージィ・フェイム&ブルー・ノレイムズが出演する）ロニー・スコッツへジャズを聴きに行こうとする場合、ドライバーは客の目的地へ到達する最適なルートを、天候や交通の条件も考慮してものの数秒で判断できないといけない。

どの通りがどこへつながっていて、どの道路が一方通行で、ラッシュ時に渋滞する道はどれかということも頭に入れておく必要がある。地図やGPSを見たり、無線でどちらへ向かえばいいか尋ねたりして、貴重な時間を無駄にはできないのだ。「知識」は頭のなかに収め、必要なときにすぐ取り出せるようにしなければならない。つねに一歩先を見ている必要もある――右折しているときにその次の左折のことを考え、さらには見えてくる前に赤信号を予想するのである。

平均的に言って、この免許を取得するには、三年間みっちり訓練を積み、最終試験におよそ一二回挑まなければならない。その結果、とびきり優秀な者だけが残る――タクシードライバー版「トップガン」のマーヴェリックやアイスマン［訳注：いずれも映画『トップガン』に登場するパイロットのコールサイン］だ。ロンドンでタクシーに乗るとおそろしく料金が高いのは、このためにちがいない。ニューヨークのタクシーが半分の料金なのは、三番街五六丁目から五番街一〇丁目への行き方を考えるのがそれほど大変でないからではなかろうか。ロンドンの養成課程に入った人の四分の一しか合格せず、残りは脱落する。合格者はたいてい何十年もその仕事をつづけ、ロンドンの入り組んだ道をすいすい抜けていく名人となる。いったいどうやってそうなれるのか？

ロンドン大学ユニヴァーシティ・カレッジの教授、エレナー・マグワイアは、それを明らかにしようとロンドンのタクシードライバーの脳をスキャンした。スキャンデータを調べていて、彼女は興味深い特異性に気づいた。タクシードライバーの海馬の後部が平均より大きかったのだ[17]。海馬（脳の左右にひとつずつある）は記憶にとって欠かせない領域で、その後部はとくに空間記憶にとって重要な役割を果たしている。ここだけ見れば、大きい海馬をもつ人ほど、ナビゲーションが得意なのでタクシードライバーになりやすいと言えるかもしれない――背の高い人ほどバスケットボール選手になりやすいのと同じように。ところが、話はそれで終わりではなかった。マグワイアは、ドライバーの海馬がキャリアとともに成長することを見出したのだ！　それは年々、ハンドルを握りながら大きくなっていた――バスケットボール選手のふくらはぎが、何年もプレーするうちに大きくなるのと同じように。四〇年のキャリアをもつドライバーには、仕事に就いてまだ二、三年の新参者に比べ、海馬の後部にたくさんの灰白質（神経細胞のかたまりが含まれている）があった。タクシードライバーの脳には、獲得した技能や知識を収めるために、文字どおり場所ができていたのである。

「自分の脳の一部が大きくなっているなんて気づきもしませんでした――ほかの部分はどうなっているのか気になります」ロンドンのタクシードライバーのひとり、デイヴィッド・コーエンはそう言った[18]。確かにほかはどうなったのだろう？　海馬の後部は大きくなったが、前部は縮んでいたらしい[19]。キャリアが長いほど、前部は小さくなっていた。海馬の前部も記憶の処理に必要だが、空間記憶にはさほど重要ではない。その部位の縮小は、新たに獲得した技能に合わせて海馬が再編成されることを示している。しかし、こうした特別な技能の獲得にはコストがかかる。タクシードライバーはロンドンについて膨大な知識をもつ一方、ほかの種類の情報については記憶力が劣る。たとえば単語のペア（「リンゴ」と「おもちゃ」など）を覚えるように言われると、平均より成績が悪かった。この弱点は恒久的なものではなかった。仕事をやめると、彼らの脳はまた変化しだした。[20]海馬の後部がゆっくりと元のサイズへ縮み、ナビゲーションの能力は低下したものの、ほかの記憶力テストのスコアはふつうに戻ったのである。これは、私たちの脳がいかに可塑性が高いかをはっきり示す一例と言える。ニーズの変化に応じてつねに変化しているのだ。

似たような変化は、鳥の脳でも起きている。鳥の海馬は、いつどのように使われるかによって大きくなったり小さくなったりする。[21]食料をたくわえる鳥は、そうでない鳥よりも海馬が大きい。[22]海馬の容積には、鳥が食料をたくわえる場所の数と、その食料をたくわえる期間が関係する。[23]たとえばアメリカカケスは、何千種類もの食べ物をそれぞれ違う場所にたくわえられる。自分の宝物を何か月も隠しておいても、間違いなくその場所へ戻って回収できるのだ（一方で私は、どこに車を駐めたか思い出せないこともよくある）。食料のたくわえがピークに達する秋、そうした鳥の海馬は大きくなる。[24]シーズンが終わると、海馬は元どおりに縮む。退職後のタクシードライバーの海馬と同じく、鳥の海馬もニーズに適応するのである。

鳥の海馬は、食料にかかわるニーズにのみ影響を受けるのではない。子を置いた場所を覚えておく必要性など、ほかの記憶の要請に応じて変わりもする。(25) 鳥のなかには、コウウチョウのように、托卵をするのもいる。こうした鳥は、ほかの鳥の巣に自分の卵を置き、自分は手をかけずに、何も知らぬ鳥にわが子として育てさせるのである。これは鳥におけるフルタイムのベビーシッターで、ただしこのベビーシッターは報酬をもらうわけでなく、赤ん坊を自分自身の子だと信じている。托卵する鳥は、預け先の巣に卵を産み落とす前に、少し調査をする。あたりを飛びまわって卵を預けるのに適した巣を探すのだ。それからあとで卵を産むために戻って来られるように、選んだ巣の場所を覚えなければならない。コウウチョウのなかのある種——テリバネコウウチョウ——では、雌が単独で巣を探しに行く。この鳥の場合、雌の海馬は雄のものより大きく、おそらくそれは余分に記憶を収めるためだろう。しかしそれ以外のコウウチョウでは、雄と雌が一緒に巣を探す。こちらの場合、海馬のサイズに性差はない。

このようなニーズによる海馬の変化は、ハタネズミにも見られる。ハタネズミは柔毛で覆われた小動物で、このあと第4章で詳しく論じる。この動物にはふたつの種類がある。通常は単婚のプレーリーハタネズミと、その親類だが複婚のアメリカハタネズミだ。私たちはみな、愛する人がいるとある程度の記憶力が必要だとわかっている。誕生日や記念日、好き嫌い、家族や同僚や友達の名前を覚えていないといけない。配偶者が五人や一〇人もいるとしてみよう。

パートナーが増えると、記憶すべき情報も増える。間違った情報を間違ったパートナーと結びつけるとペナルティーもある（ルーシーはナンシーの誕生日にプレゼントをもらってもうれしくないだろう）。ハタネズミの場合、海馬のサイズは「婚姻の状態」に左右されるようで、つがう相手の数によって変わる。アメリカハタネズミ（いろいろな相手と寝る）は、単婚の親類より大きな海馬をもつ。さらに、海馬のサイズは行動圏とも相関している——複数のパートナーが地理的に散らばっているハタネズミは、パートナーがみな近くに集まっているハタネズミより大きな海馬をもっているのだ[26]。パートナーである雌たちのあいだの距離が大きいほど、海馬のサイズも大きくなる。おそらく大きな海馬は空間記憶の能力を高め、ハタネズミは複数の恋人の居場所へ間違いなく行けるようになるのだろう。大きな海馬はまた、未来の時間の把握もしやすくし、複数の交際への対処に役立っているのだろうか？

私たちがもつタイムトラベルの能力

「心のタイムトラベル」という言葉を最初にこしらえたのは、カナダの心理学者エンデル・タルヴィングで、私たちが過去へ立ち戻る能力と未来を想像する能力の両方を指してそう呼んだ。タルヴィングによれば、このふたつの能力は関係し合っているらしい。同じ認知メカニズムと神経メカニズムにもとづいているというのだ[27]。一九八五年、彼はK・Cという健忘症患者のケースを報告している。この患者は、過去を記憶できないばかりか、一年、一週間、さらには一日後までにしそうなことを言えもしなかった。自分の過去や未来について訊かれると、K・Cは頭が真っ白だと答えた。彼は前頭葉と側頭葉に損傷を受け、海馬の障害も負っていた。二〇年後、エレナー・マグワイア（ロンドンのタクシードライバーにかんする実験をおこなった科学者）が、海馬のみの脳障害を負った健忘症患者の調査をおこなった。その結果彼女は、そうした患者が、K・Cと同じく未来のシナリオについて具体的なイメージを構成できないことを見出した。[28] 正常な海馬がないと、患者には思考の時間的制約があるように見えた――過去へ立ち戻ることも未来を考えることもできないようだったのだ。

同じころ、ハーヴァード大学で心理学者のドナ・アディスとダニエル・シャクターがおこなった一連の脳画像研究で、私たちが過去を振り返ったり未来を思い描いたりする際に海馬がかかわっていることも明らかになった。[29] この研究はまた、それ以前に考えられていたように記憶を形成し呼び起こすためではなく、未来のシミュレーションをおこなうために海馬が発達したことを示唆していた。

未来に何が起こる可能性があるかを推測するには、すでにたくわえられた情報のかけらにアクセスする必要がある。海馬の機能には、人生における出来事を符号化し、その情報をたくわえ、取り出して、未来を想像するといったすべてのプロセスにおいてひとつの役割がある。情報のかけらを結びつけ、過去と未来の両方の心的イメージを生み出すうえで不可欠なのだ。

ならば、アメリカカケスのように非凡な記憶力をもつようになった種が、未来を見越す能力も示すのは意外ではない。ここで興味深い疑問が生じる。一部の鳥が心のタイムトラベルをする原初的徴候を示すのなら、「バラ色がかった眼鏡」もかけているのだろうか？　この疑問に答えるのにも、高度なアプローチが必要となる。鳥たちに、健康で長生きすると思うかとじかに訊くわけにはいかない。ほかの方法が必要になる。ニューカッスル大学のメリッサ・ベイトソンのチームは、そんな方法をひとつ思いついた(30)。彼らはまず、短い二秒の（2－s）音が聞こえたら青いレバーを押すように鳥たちを訓練した。レバーを押すとすぐに食べ物の報酬が受け取れるようになっていた。鳥は喜んでごちそうをもらい、すぐに短い音と肯定的な結果を関連づけた。ベイトソンらはまた、一〇秒の（10－s）音が聞こえたら赤いレバーを押すようにも鳥たちを訓練した。この場合、レバーを押すと食べ物が出されるが、出るまでに時間がかかる。鳥は食事を待つのがうれしくはない（私たちがレストランに行って、席が空くまで半時間お待ちくださいと言われるのが嫌なのと同じだ）。したがって、長い10－s音は否定的な結果と関連づけられた。

鳥はすぐに、2－s音が鳴ると、報酬がただちにもらえる青いレバーを押さなければならず、10－s音が鳴ると、報酬が遅れてもらえる赤いレバーを押さないといけないことを学習した。

彼らはそれをちゃんと理解する必要があった。間違った応答をすれば、食べ物がいっさいもらえなくなるのだから。さてここで、二秒と一〇秒のあいだというあいまいな長さの音を鳥に聞かせたらどうなるだろう？　六秒の（6－s）音を聞いても良い結果を期待して青いレバーを押すだろうか？　それとも悲観的で、じれったいけれども待つことを予想して赤いレバーを押すのか？

鳥は肯定的なバイアスを示した。あいまいな長さの音（6－s音、さらには8－s音などまで）について、良い結果を意味するほうに聞き分けがちだったのだ。そうする確かな理由はなかったのに、ただちに報酬がもらえることを期待して青いレバーを押した。ただし、ひとつ問題があった。「贅沢な」カゴで暮らしている「幸せな」鳥だけが、楽観性を示したのである。彼らは恵まれた鳥で、大きくて清潔なカゴに住んでいた。いじって遊ぶ小枝があり、気持ちよく水浴びができ、いつでも水を飲めた。それに比べ恵まれておらず、小さなカゴで暮らし、遊ぶものもなく、いつ喉を潤したり水浴びしたりできるかもわからない鳥は、もっと現実的だった。楽観性のバイアスを示さず、概して音をもっと正確に聞き分けたのだ。軽いうつを患う人と同じように、困難な状況で生きる鳥も「抑うつリアリズム」（うつと楽観性の関係については第6章で詳しく述べる）を示した。自分の暮らしている世界について、肯定的な錯覚に影響されない正確な見方をしていたのである。

それでも、人間と鳥（やほかのすべての動物）とで、未来にかんする思考の高度さが決定的に違う要因は、私たちの前頭葉にある。比較的大きな前頭葉は、私たち人類を、もっと原始的な祖先やほかのすべての動物と分け隔てている。人間の前頭葉の急速な発達は、道具を作り、古くからの問題に対して新しい解決策を見つけ、目標へ到達しやすくするステップを考え、遠い未来を見越し、なにより重要なことに自己認識をもつ能力をもたらした。

自己認識の能力も、未来を見越す能力も、生きていくうえで明らかに有利なものだが、意識的な予見は大きな犠牲をともなう――未来のいつかに死が待ちかまえているとわかってしまうのだ。この知識――老いや病、知力の衰退、物忘れの多くなるときが近づいているという知識――は、決して楽観的なものとは言えない。大変な苦痛と恐怖をもたらす。カリフォルニア大学サンディエゴ校の生物学者アジト・ヴァーキは、死すべき運命を認識するだけで、進化は行き止まりに至っていたはずだと言っている。[31] 絶望が日常的な機能を妨げ、生存に必要な活動や認知機能を停止させてしまっていただろうと。人間はこの認識があるのに生き長らえている。どうしてか？

進化の過程で意識的におこなう心のタイムトラベルを選択できたとすれば、唯一考えられる状況は、誤信と同時にそれが現れたという場合である。[32] 別の言い方をすると、未来を想像する能力は、肯定的なバイアスとともに発達する必要があった。死を知ることは、それを不合理にも否認することと同時に起きなければならなかった。意識的にタイムトラベルができる脳は、楽観性のバイアスを備えていないと進化の障害となっただろう。この組み合わせ――意識的な未来予想と楽観性――こそが、文化や芸術から医療やテクノロジーまで、ヒトという種の生み出した驚くべき成果の根底にあるのだ。一方は、もう一方がなくては残れなかった。楽観性は、未来を考える少なくとも初歩的な能力がなければ存在しえない。それは本質的にこれからのことについての肯定的な信念であり、楽観性がなければ未来予想はひどいものになるはずだからである。

第3章

楽観性は自己成就的予言なのか？

心が予想を現実に変容させるプロセス

シャンパンのコルクが、ロサンゼルス・レイカーズのロッカールームで次々と音を立てていた。一九八七年の六月、レイカーズはNBAのシーズン王者決定戦で、ボストン・セルティックスを四対二で破って優勝を決めたところだった。ヤルティックスにとっては、これ以降二〇〇八年までNBAファイナルへの進出はなくなる。レイカーズにとっては、別のことが待ち受けていた。一九八七年のレイカーズは、史上屈指のバスケットボールチームだった。メンバーには、マジック・ジョンソン、ジェームズ・ウォージー、カリーム・アブドゥル＝ジャバーといった名選手が名を連ねていた。だが、その夜歴史に残ることをしようとしていたのは、監督のパット・ライリーだった。

優勝祝賀会のさなか、ひとりの記者がライリーに歩み寄った。記者は、レイカーズがNBAファイナルでほぼ二〇年ぶりに二年連続優勝をなし遂げられるかどうか、ライリーの考えを聞きたがっていた。ボストン・セルティックスが一九六九年になし遂げていたが、その後まだ連続優勝のできたチームはなかったのだ。レイカーズは一年後に再びファイナルで勝って、それを実現できるのだろうか？

「次も優勝できますか？」記者はライリーに尋ねた。ライリーはまばたきひとつせずに、「約束する」と応じた。仰天した記者は、思わず「約束ですか？」と聞き返す。「そうだ」と答えるライリー[1]。このひとこと――「約束する」――で、ライリーは記者や選手や何百万人ものファンに対し、連覇を誓ったのである。

ライリーの約束は、シャンパンに酔ってうっかり口を突いて出たものではなかった。最初の約束のすぐあと、ロサンゼルス市街でおこなった優勝パレードの際にも、ライリーは集まった人々に連覇を約束し、夏から一九八七～八八年のシーズンにかけて、再三約束を唱えた。「パットが思いついた心理的作戦のなかでも、これは間違いなく最高のものだろうね」とマジック・ジョンソンは一九八七年のインタビューで語っている[2]。

レイカーズは翌シーズンも良い戦績を収め、ライリーが約束して一年後、再びNBAファイナルに残っていた。今度の相手はデトロイト・ピストンズの「バッド・ボーイズ（悪ガキ）」で、初の王座を手に入れようと躍起になっていた。戦いは互角だった。デトロイト・ピストンズが先行し、初戦をものにした。次の二ゲームはレイカーズがとったが、第四戦と第五戦はピストンが勝ったので、第六戦の前に三対二でデトロイト・ピストンズが有利になっていた。

第六戦の残り五二秒の時点で、ピストンズは一〇二対一〇一でリードしていた。レイカーズは激しいプレッシャーをかけ、ピストンズのスター選手アイザイア・トーマスに無謀なシュートを打たせると、ボールはカリーム・アブドゥル＝ジャバーの手に渡る。今度はアブドゥル＝ジャバーがシュートを放ち、その際にピストンズのビル・レインビアが微妙なファウルをとられる。アブドゥル＝ジャバーが二本のフリースローを入れて勝利を決めると、ファイナルはピストンズとレイカーズともに三勝ずつのタイに戻った。

ライリーの約束が果たされるかどうかの決定は、第七戦に持ち越された。ハーフタイムの時点ではピストンズがリードしていたが、後半のあいだにレイカーズは負けていたぶんをリードに変えた。残り六秒で得点は僅差の一〇六対一〇五。最後の六秒に、レイカーズはなんとかもう一度得点して一〇八対一〇五でゲームに勝ち、パット・ライリーの約束を果たした。

約束どおりの勝利をなし遂げた直後、ライリーは再びカメラの放列の前に立った。大勢のファンが叫んでいる。「もう一度できますか？」記者たちが質問する。「三連覇もありますか？」ライリーはそれに答えようと口を開いたが、言葉が出る前に体重一〇二キロのアブドゥル＝ジャバーが得意のジャンプをする。だが狙った先はバスケットのゴールではない。ライリーの口だ。アブドゥル＝ジャバーはそれを大きな手で覆い、監督が新たな約束をするのをすんでのところで防いだのである。のちに彼は、ライリーの約束を果たすというプレッシャーが、自分にとってもう一年背負うには重すぎたと語っている。

ライリーは「三連覇」は約束しなかった。翌シーズンのファイナルは、前年の王座決定戦と同じ顔合わせとなった。ロサンゼルス・レイカーズ対デトロイト・ピストンズだ。しかし今度はピストンズが四連勝で優勝を決め、カリーム・アブドゥル＝ジャバーは四二歳で引退を表明した。もしもライリーが約束していたら、レイカーズは三連覇をなし遂げていただろうか？それは知るよしもない。

予言か原因か？

レイカーズを一九八八年にピストンズとのファイナルで勝利へ導き、翌年は敗北をもたらした要因はいろいろある。とはいっても、ライリーが一九八七〜八八年のシーズンでは優勝を約束し、一九八八〜八九年のシーズンでは約束しなかったことが、最終的に重要な役割を果たしたのではないかと考えたくなる。

ライリーがした連覇の約束は、自己成就的予言――それ自体の実現をもたらす予言――の典型的な例と言える。予言自体が本当になるようにする予言だ。一九八七年のファイナルのあとに記者から訊かれたとき、パット・ライリーには、翌年も優勝すると思う理由が十分にあったのは間違いない。チームはファイナルに勝ったばかりで、最高のチームと宣言されていたから、翌年の優勝候補として有望だったのだ。それでも、揺るぎない楽観性を示す彼の言葉が、その約束をはるかに実現しやすくするプロセスの引き金を引いた。「優勝の約束は、これまでにパットがしたなかでも最高のものだった。あれで僕らに心の準備ができたんだ。もっと練習して強くなる。それしか連覇の道はなかった。もう一度勝つんだと考えてそのまま合宿に入ったし、今もそう思っている」レイカーズのバイロン・スコットは一九八八年にそう言っていた。(3)

目標が達成可能なだけでなくほぼ実現できそうだと思うと、人は所望の結果を得るために熱心に働く。ライリーの場合、ただ連覇を予言する以上に、約束した。次も優勝すると誓うことによって、自分自身と選手に特別なプレッシャーを与えたのだ。レイカーズは、優勝を期待しているファンをがっかりさせられなかった。監督が正しいことを証明しなければならなかったのである。そのためマジックやカリームなどの選手たちは、パット・ライリーの予言を実現すべく、それまで以上に猛練習し、強くならないといけなかった。

自己成就的予言の背後にあるのは、それが未来の出来事の「予想」でなく「原因」であるという考えだ。誤解しないでほしい。チームが優勝すると予言するのは、必ずしも優勝させることを意味しない。魔法ではないのだ。自分の成功を思い描いたスポーツ選手のすべてが実際に優勝カップや金メダルを持ち帰れるわけではない。結果は多くの要因によって決まるし、相手チームも同じぐらい自信に満ちているかもしれない。だが予言は、それが予言する出来事に影響を及ぼす。人の行動は、客観的な現実でなく、現実に対する主観的な認識によって決定されるからだ。したがって、肯定的な結果を信じれば、所望の結果が実現する可能性を高めることになる。

「自己成就的予言」という言葉は、社会学者のロバート・マートンが一九四八年に考え出したものだ。マートンはこう述べている。「自己成就的予言とは、虚構の状況設定によって新しい行動が呼び起こされ、その行動が当初の虚構の考えを現実のものにするような場合の、最初の状況設定のことを指す。自己成就的予言が見かけ上正しければ、誤りがあってもずっと維持される。その予言をする者は、実際の出来事の数々を、自分が最初から正しかったことの証明として引き合いに出すからだ[4]」

では、マートンの言葉を使って、レイカーズの連覇というライリーの自己成就的予言を分析してみよう。レイカーズが翌年確実に優勝するというライリーの発言は、それがなされた時点では虚構だった。どんな出来事もあらかじめ決められてはいないからだ。未来はつねに不確かなので、だれもそこにあるものを確実に知ることはできない。したがって、ライリーの断言は「虚構の状況設定」だった。ところが、「新しい行動が呼び起こされる」――きつい練習をして妥協をしない――ことによって、先の断言は連覇をもたらし、「当初の虚構の考えを現実のものに」した。約束を果たしたあと、ライリーは自分がずっと正しかったと思ったかもしれない。「予言をする者は、実際の出来事の数々を、自分が最初から正しかったことの証明として引き合いに出す」からだ。しかし、実は予言そのものが、結果を確度の高いものにしたのである。

自己成就的予言という現象は、きわめて大きな威力をもっている。期待が、教育や人種差別や金融市場から、健康や幸福、さらには早死にまで、あらゆるものに影響を及ぼすことが明らかになっているのだ。自己成就的予言は、ドイツの雄馬を数学の天才にも変えた。

期待のコミュニケーション

一九〇四年九月四日、「ベルリンの驚異の馬：しゃべる以外はほとんど何でも可能」と題した記事が『ニューヨーク・タイムズ』紙に載った。(5) この驚異の馬は、ドイツのハンスという名の雄馬で、のちに「賢馬ハンス」として知られるようになった。ハンスの飼い主ヴィルヘルム・フォン・オステンは学校の教師だったが、退職を機に自分の馬に算数とドイツ語を教えることにした。彼は、自分が教室で身につけたのと同じやり方で、だれにでも、馬にさえ、教育ができるはずだと考えていた。そして四年間、黒板の前に立ってハンスに読み書き、計算、日付や時間の知り方など、さまざまなことを教えた。ハンスは右の前脚を使って質問に答えた。たとえば手の込んだ計算問題に対して、正答の数だけ蹄《ひづめ》を踏み鳴らしたのだ。ハンスは同じようなやり方で単語も綴《つづ》った。フォン・オステンが黒板にアルファベットを書き並べ、ハンスが蹄を鳴らす回数でひとつひとつの文字を指定したのである。ハンスは人を見分け、ひとりひとりのややこしいドイツ語の名前を正しく綴ることもできた。

専門家も一般の人も驚いた。『ニューヨーク・タイムズ』は、「この記事の内容は空想によるものではなく……研究機関や軍当局が検証できる正しい知見にもとづいている」と明言している(6)。馬が本当に足し算や掛け算をしたり、正しい時間を答えたり、言葉を綴ったりできるのだろうか？　それとも、サーカスの動物に芸を仕込むのに使うような、何か巧みな手口を教えただけなのか？　世界じゅうの人が興味をもち、答えを知りたがった。ハンスは本当に驚くべき知力をもっているのだろうか？

一九〇四年一〇月二日、最初の記事が出てほぼ一か月後に、『ニューヨーク・タイムズ』は続報を掲載した。その見出しは、「賢馬ハンス、再び：専門家チームは馬に推論能力ありと結論」だ(7)。医師、動物学者、生理学者、サーカスの調教師で構成されたそのチームの意見は全員一致で、ハンスは奇抜なサーカスの手口を教わったのではなく、学校の生徒に教えるのと同じ方法で訓練されたというものだった。正真正銘の知力をもっているように思われたのだ。ハンスは、質問者が飼い主でなくても正しい答えを出せ、教わっていないテーマの質問にさえ答えることができた。そこで、動物が人間の扱いを受ければ、人間のように考えるようにもなる、と結論づけられたのである。

チームはその結論を心理学者のオスカー・プフングストに伝えた。しかし、プフングストは納得せず、自分の手でその天才馬を調べることにした。彼の丹念な調査により、その馬は、（a）質問者自身が答えを知っていて、（b）馬が質問者を見ることができる場合にのみ、ほぼどんな質問にも正答できることが明らかになる。このふたつの条件を満たせば、ハンスは八九パーセントの質問に正しく答えた。ところが、片方か両方の条件を満たさないと、正答率はわずか一六パーセントにまで下がった。これはどういうことか？

プフングストの出した結論は、ハンスが実は質問者の無意識に出す身体的な手がかりに反応していたのだというものだった。馬は質問されてから蹄を踏み鳴らし出す。鳴らす数が正解に近づくと、質問者は無意識に期待で体や表情を硬くする。ハンスが期待された回数まで鳴らすと、質問者は体や表情の緊張を解く。それがハンスにとって鳴らすのをやめる手がかりとなり、実際にやめたのである。つまり、ハンスは質問の答えを知っているわけではなかったのだ。複雑な計算をしてはいなかったし、今が一月なのか一二月なのか、月曜なのか木曜なのかもわからなかった。四年間のうんざりする訓練でハンスが身につけたのは、飼い主の身体的な手がかりに対し、飼い主が満足するような反応を返すやり方だった。雄馬にとって、それは覚えざるをえない芸なのである。

フォン・オステンはハンスに言語や算数を教えられると信じ、言葉での質問に正答するよう教え込めると思っていたので、その期待の影響がこの馬に及んだのだ。実は、ハンスは飼い主が思うやり方では問題に答えていなかった。フォン・オステンに教わった情報を頭から引き出していたのではない。目の前にいる人間がするなんらかの体の動きに対し、蹄を鳴らすのをやめるように、(無意識のうちに)条件づけられたのだった。それでも、最終的な結果は同じだ。雄馬は正答を――オステンに期待された答えを――出したのである。

人間の場合、期待の社会的コミュニケーションの影響はさらに強くなる。一九六〇年代の後半、ハーヴァード大学の心理学者ロバート・ローゼンタールとサンフランシスコの小学校長レノーア・ジェイコブソンが協力して、自己成就的予言の興味深い実証をおこなっている。(8) ふたりは、教師の期待が生徒の成績にどう影響するかを調べようと思った。生徒の学力は、教師の予断によって変わりうるのだろうか――たとえその予断に根拠がいっさいなくても?

ローゼンタールとジェイコブソンは、ジェイコブソンの学校から無作為に生徒を選び、教師たちに、この子たちが今大きく知能が発達する段階にあることがわかったと告げた。この情報は「虚構」だった――その生徒たちの能力がほかの生徒と違うことを示すデータは存在しなかったのだ。

それでも、その年の終わり、でっちあげの予言が現実になった。ローゼンタールとジェイコブソンが優秀だとして（無作為に）選び出した生徒たちが、年の初めには同程度のスコアだった生徒たちより、年の終わりのＩＱテストで高いスコアを出したのだ。一年間の上昇分は、通常期待できる以上に大きかった。マジック・ジョンソンやカリーム・アブドゥル＝ジャバーや賢馬ハンスと同じく、この生徒たちも期待されたことをなし遂《と》げたのである。

結論は明白だった。人間は、かけられた期待の影響を大きく受けるのだ。従業員は、雇い主から期待をかけられれば生産性を上げるし、妻は、夫がそう期待すればもっと愛情深くなるし、親がわが子に才能があると思えば、子は学業やスポーツで好成績を収める可能性が高く、逆にわが子に才能がないと思えば、その子が好成績を収める可能性は低くなる。ティーンエイジャーの飲酒さえ、親の期待の影響があることが明らかになっている(9)。

生徒の学力向上を実際にもたらしたジェイコブソンの学校の教師たちは、いったい何をしたのだろう？　ローゼンタールは、教師たちの行動で、子どもの成績に影響を与えた可能性のあるものをいくつも見出している。教師は、「才能がある」生徒にほかの生徒より長い時間目をかけ、より丁寧《ていねい》にフィードバックを返し、授業中によく答えさせていた。要するに、教師は「特別な」子たちをほかと違うように扱い、その結果、その子たちが実際に特別になったのである。ローゼンタールとジェイコブソンはこの結果を、ジョージ・バーナード・ショーの戯曲にちなんで「ピグマリオン効果」と呼んだ。ショーの『ピグマリオン』はギリシャ神話を下敷きにしていて、ひとりの教授が労働者階級の娘を上流階級の淑女《しゅくじょ》に変えるという話だ。

ローゼンタールとジェイコブソンによるピグマリオン効果の研究では、無作為に子どもへの予断を与えた。ところが現実の世界では、教育者も一般の人も、概して実際の根拠のない、比較的一定の傾向がある予断をもっている。教師は、新入生の学力について、人種や性別、民族、社会経済的地位、さらには容姿の魅力をもとに予想を抱いてしまうことが明らかになっているのだ。[10] これは危険なことになりうる。たった今示したように、期待は子どもの成績に影響を及ぼし、ついにはその子の将来を変えてしまう可能性が高いのだから。事実、ピグマリオン効果は、IQテストや小中高の成績評価、大学での成果において、性別や人種による差を生み出して固定してしまう大きな要因と考えられている。

固定観念の威力

固定観念もまた、自己成就的予言のよくある例だ。これは人それぞれの現実を作り上げるうえで、とくに大勢の人が同じ期待を抱いている場合に、とりわけ強い影響を及ぼす。人々が集団の固定観念に従うのは、社会が固定観念にもとづく予言に合う形で個人と相互作用するからだ。トムとロブの例を出そう。ふたりともワシントンD・Cの小学校に通う児童だ。ふたりは背丈も体重も同じぐらいで、どちらも平均的な生徒で、どちらも仲間の生徒や教師からよく好かれている。トムは黒人で、ロブは白人だ。当初、トムとロブの身体能力は同程度だった。ロブはトムと同じぐらい速く走れ、同じぐらい遠くへ跳《と》べ、バスケットボールのシュートも同じぐらい入った。しかしだれもが、単に肌の色で、ロブよりもトムのほうがバスケットボールがうまくなると期待していた。そのため、トムはロブに比べ仲間からバスケットのチームに選ばれやすく、監督も彼に特別に目をかけ、プレーのまずい点を指摘した。トムの両親は、放課後もコートで練習させた。その結果、トムは実際にロブよりもうまい選手になったのである。トムがロブよりもうまい選手という考えは、初めは「虚構」だったが、この固定観念が自己成就的予言となった。したがってトムは、黒人のほうがバスケットボールがうまいという固定観念の一例として、事実上それ自体が実現の焚《た》きつけになるような予断を強化していたのだ。

固定観念がそれ自体を焚きつけるのは、固定観念をもたれた人に対するほかの人の行為に影響を及ぼすからだけでなく、人には期待にすばやく従うような強い傾向があるからでもある。そのように期待をすばやく実現した最高に驚くべき例が、アイオワ州で小学校三年生のクラスを教えていたジェーン・エリオットのケースだ。彼女のクラスには、同じアイオワ州の大多数のクラスと同様、白人の生徒しかいなかった。一九六八年四月五日、キング牧師が暗殺された翌日、エリオットは自分の生徒たちに、人種差別を受けるとどんな気持ちになるかをわからせたいと思った。そこである「ゲーム」を思いついた。このゲームでは、生徒を目の色によってふたつのグループに分ける。エリオットは、「青い目の子は茶色い目の子より劣っています」と宣言した。知能が低く、覚えが悪く、だから同じ扱いはできないと言ったのだ。そこで青い目の子は、休み時間に茶色い目の子が教室を出たあとにしか休めないことになった。さらに、彼らは自分たちより優れた茶色い目の子と話すことも禁じられた。

　エリオットが宣言してすぐに、子どもたちの態度が変わった。茶色い目の子が自信を増した一方、青い目の子はおどおどするようになった。なにより驚いたのは、子どもたちの読み書きの能力に急激な変化が現れたことだ。エリオットは、茶色い目の子の能力がいきなり向上し、青い目の子の能力は低下したのに気づいた。翌日、エリオットは子どもたちの役割を逆転させた。今度は青い目の子のほうが茶色い目の子より優れていると宣言したのだ。するとたちまち、子どもたちは新しい役割に順応した。青い目の子が今度は優れているように振る舞い、茶色い目の子は怯《おび》えて不満そうに振る舞ったのである。この両日にエリオットがおこなった単語テストでは、確かに子どもたちの点数は、自分のグループが優れていると宣言された日のほうが高くなっていた。

　ジェーン・エリオットの生徒たちは、権威者がはっきりと示した期待に応えていた。頭が悪いと言われればすぐに頭が悪いように振る舞い、賢いと言われれば賢いように振る舞った。これは子どもがとりわけ暗示にかかりやすいからだと言う人もいるかもしれない。大人なら、自分自身のイメージが十分に発達しているので、そんなにだまされないはずではないのか？　それとも違うのだろうか？

大人もエリオットの生徒たちのようにすばやく期待に沿うばかりか、何が期待されているのか気づいていなくてもそうする。私の同僚である認知神経科学者のサラ・ベングトソン博士は、大学生たちに、「賢い」「知的」「利口」といった言葉や、「頭が悪い」「愚か」「ばか」といった言葉をかけることで、認知タスクの成績に影響を及ぼせるかどうか知ろうとした。被験者に「賢い」とか「愚か」といった言葉をかけたあと、種々の認知テストを受けさせたのだ。すると生徒は、「愚か」という言葉を与えられたときより「賢い」という言葉をかけられたあとのほうが成績が良くなることがわかった[11]。ベングトソンは、人々が自分のタスクの成果に対して抱く期待に、彼らの真の能力とは無関係の情報を与えるだけで、影響を及ぼすことができた。無関係の情報でも、人々の自分自身に対する期待を無意識に調整し、彼らの成績に変化をもたらしたのである。

同じように、個人になんらかのグループ（性別や人種など）の一員であることを思い起こさせると、そのグループにかかわる固定観念が個人の行動に影響しやすくなる。たとえば女性は、数学のテストの前に自分の性別を思い起こすと、テストの点が下がることが明らかになっている[12]。女性に自分の性別を思い起こさせると、「女性は数学が苦手」という固定観念のスイッチを無意識に入れてしまう。性別の情報は、テストで良い点がとれるという女性自身の期待を下げ、結果的に女性は固定観念を受け入れて点を下げてしまうのだ。別の例ではアフリカ系アメリカ人が、人種を意識させると、白人に比べIQテストでかなり悪い点をとったが、そうした固定観念による脅《おど》しが与えられなければ、白人と変わらぬ点をとった(13)。

サラ・ベングトソンの研究やジェーン・エリオットの実地調査が示しているのは、固定観念の影響が驚くほど流動的ということだ。新たな期待はすばやく前の期待に取って代わり、たちまち行動を変えてしまう。この流動性はありがたい。うまく干渉すれば、固定観念が個人の成績に対して及ぼす負の効果を逆転させせられるかもしれないのだから。

失敗した予想から学ぶ

期待は人間の心の働きにどのように影響するのだろうか? ベングトソンの研究は、いくつか興味深い答えを提示している。彼女は被験者に対して「賢い」や「愚か」の言葉をかける研究をおこなった際、被験者の脳をfMRI（機能的磁気共鳴画像法）スキャナーで調べた。fMRIスキャナーは、脳の断層画像が得られるだけではない。脳が機能する様子がわかるデータも提供してくれる。脳の特定部位のニューロン（神経細胞）が活性化すると、その酸素消費量が増す。するとそれに応えて、この領域の血流が増え、ヘモグロビン（酸素を吸着・放出する「酸素貯蔵分子」）が供給される。その結果、デオキシヘモグロビン（還元ヘモグロビン）とオキシヘモグロビン（酸素ヘモグロビン）の濃度が局所的に変化して、スキャナーが記録するMRIシグナルが変わるのだ[14]。したがって、被験者をfMRIスキャナーのなかに横たわらせ、ラフマニノフの『ピアノ協奏曲第2番』やブラック・アイド・ピーズのヒップホップやアル・グリーンの歌を聴かせれば、スキャナーは聴覚皮質からの血中酸素濃度依存的（BOLD）シグナルの変化を記録し、音楽を聴いているときにその部位で活動が高まることがわかる。

ベングトソンのデータが明らかにしたのは、被験者が自分でミスをしたと知ったとき、その前に「賢い」と「愚か」のどちらの言葉をかけられたかによって、脳の反応が異なるという事実だった。「賢い」と言われたあとにミスをすると、内側前頭前皮質に活動の高まりが見られた。この活動の高まりは、正しい答えを出したあとには見られず、事前に「愚か」と言われていた場合も見られなかった[15]。

前頭葉は、脳にある広い領域で、構造的・機能的に異なる小領域に分かれている。ここは一番あとにできた脳領域で、進化の段階で下のほうに位置する動物には見られない。ヒト以外にたくさんの動物にも前頭葉はあるが、彼らのものはずいぶん小さい。前頭葉は、ヒトの進化の過程で、ほかの脳領域に比べ不釣り合いなほど大きくなった。この物理的な発達こそ、私たちがほかの大半の動物に比べ大きな脳をもっている理由なのである[16]。

前頭葉は、言語や「心の理論」など、ヒト固有の機能にとって欠かせない。心の理論とは、他人がどう思っているかを考える私たちの能力のことだ。昨夜家で課題を終わらせずに遊びに出てしまったから期限に間に合わなかったというのをボスは知っているかなと考えるとき、あなたは心の理論を実践している。心の理論には、他人が何を知っているか予想したり、他人の動機や感情を見きわめたり、他人が自分に何を期待しているか考えたりすることが含まれる。(17)

心の理論は、前頭葉の機能を必要とするプロセスのうちのひとつにすぎない。前頭葉は、ほかにも「実行機能」など、たくさんの高次の心的プロセスにかかわっている。実行機能とは、私たちに未来の目標を見定めさせ、その目標の達成へ向かう行為をわからせてくれる機能のことだ。どの行動がどんな結果をもたらすかを予測し(「今夜出かけると期限に間に合わなくなる」)、望ましい結果と嫌な結果を区別し(「企画を期限内に提出するのは良いことで、首になるのは悪いこと」)、求める結果へ導く行為を進める(「今夜は家にいて企画に取り組む」)といった能力はすべて、前頭葉の適切な働きを必要とする機能なのである。(18)* 相反するインプットが伝わってくることもよくあり、そうした相反する欲求を区別して、望ましくない結果や社会的に受け入れられない結果へ導きそうな行為を確実に阻止するには、前頭葉が必要となる。

私たちは、いつでも相反するニーズや情報に直面している。一日の長い仕事を終えると、家へ帰ってくだらないテレビでも見ながら、深皿に盛ったソルト&ビネガー味のポテトチップを食べたいと思うかもしれない。だが同時に、内なる声は、ジムへ行けと語りかける。[19]† この葛藤を解決するには、さまざまな行為が未来にもたらす結果がわかり、内心の目標に従って思考や行為を方向づける必要がある。正しく機能している前頭葉は、望ましくない目標にかかわる行為を阻止し、望ましい目標にかかわる行為をうながすことになる。

ベングトソンの研究では、「賢い」という言葉をかけられたあと、被験者は良い成績を収めることを期待した。ところが答えを間違えた場合、結果は期待と一致していない。結果（間違い）が期待したもの（良い成績）に反すると、前頭葉でミスマッチのシグナルが生じる。脳は、期待するものが得られないと、何がうまくいかなかったのかを懸命に知ろうとする。前頭葉のシグナルは、注意を引き、「ほらほら、ここのところがおかしいよ」と教えてくれていたのかもしれない。[20] このシグナルの重要性は、学習をうながす点にある。間違いからの学習は、私たちの行動を最適な機能へと仕向けるために欠かせず、間違いへの注意力を高めると、次の試行

＊前頭葉は、こうした複雑な評価のすべてを単独でおこなうわけではない。行為や結果の価値について、ほかの多くの領域――とくに、線条体や扁桃体など、動機や感情の処理にかかわる皮質下の領域――から重要なインプットを受け取っている。

†このふたつの欲求は相反している。その矛盾については、前頭葉の前帯状皮質という領域で警告が発されると考えられている。

の際により良い成績を収められるようになる。

　だが、被験者に「愚か」という言葉をかけていると、答えを間違えたあとも前頭葉の活動が高まらない。被験者は、悪い成績を収めることを自分で期待してしまったので、驚きや葛藤の徴候を示さなかったのだ。脳内で「ほらほら、答えがおかしいよ」というシグナルがないと、被験者は自分の間違いによって学習することができないため、その後改善しにくかった。間違いを期待したから自分の間違いをすんなり受け入れてしまい、行動を改めたり良い成績を収めようとしたりしなかったのである。

　一般に、私たちの前頭葉は、自分で定めた目標を達成する計画や行為に手を貸す。それは、新聞のクロスワードパズルを解くとか、友達のために凝《こ》った料理を作るといった、短期的な目標かもしれない。あるいは、マラソンで四時間を切るとか、ギターが弾けるようになるといった、中期的な目標かもしれないし、さらにまた、仕事で成功するとか、良い親になるとか、幸せになるといった、長期的な目標もありうる。こうした努力目標へ向けての進歩は、私たちの行動と期待を照らし合わせることによって確かめられる。自分で決めた道からそれた場合、行動が期待とあまりそろわないときには、自分を道へ引き戻すための思考や行為がすぐに生まれる。昇進を期待しているのに何年も同じ地位でくすぶっていて何の変化も見えないと、いったい何がいけないのだろうと考えをめぐらすのではないか。そうして私たちは、自分の行動を見直し、所望の結果へ導きうる行為を新たに見つけ出す。ひょっとしたら、働く時間を増やしたり、もっと役割を求めたりしようとするかもしれない。いずれは、そうした行為が期待どおりの昇進へと導いてくれる可能性があるのだ。

一方、昇進を期待していないと、私たちはいつもの仕事を変わらずつづけるだろう。昇進がなくても驚かないし、昇進していないことに気づきもしない。脳は予想どおりの情報を受け取るので、前頭葉で間違いにかかわるシグナルが生じて行動を変えるようなことがない。私たちは変化を求めないし、なし遂げもしないのだ。

あなたは、「なるほど、肯定的な期待は良い結果をもたらすかもしれないけれども、そうならなかったらどうなる？」と言うかもしれない。もちろん、望むものがいつも手に入るわけではないし、ミック・ジャガーには申し訳ないが、必要なものが手に入りさえしないこともよくある［訳注：ローリングストーンズのYou Can't Always Get What You Want（邦題『無情の世界』）の歌詞に「はしいものがいつも手に入るわけじゃないが、挑めばいつか必要なものが手に入るだろう』といったくだりがある］。するとどうなるか？　大きな期待は失望をもたらすだけなのだろうか？　期待は低めにもって、自分が挫折しないようにしたほうがいいのではないか？

期待を低くもてば失望を防げるという考えは、「防衛的悲観主義」と呼ばれる。しかし、期待を低くもっても、失敗の痛みは減らない。否定的な期待は悪い結果へ導くだけでなく、望ましくない結果になったときに否定的な感情をもつのを防ぐこともできないのだ。じっさい、大学の心理学のテストで自分の成績に低い期待しかもっていなかった学生は、そんな期待のとおりの点になったとき、良い成績を収めることを期待していた学生がその点をとったときと同じぐらい嫌な気持ちになった[21]。

それどころか、否定的な期待は人を――文字どおり――殺すこともある。ピーターとジェームズの例を挙げよう。ピーターは投資銀行に勤める四〇歳の行員で、ジェームズは四二歳の企業弁護士だ。晴れた日曜の朝、ふたりは心臓発作を起こして気づけば救急救命室にいる。両者の重症度は当初同じぐらいと診断され、予後も同程度と考えられている。ピーターはふだんから明るい見方をし、ジェームズは暗い見方をしがちだ。病気にかんしてふたりのそれぞれが示す反応は、人生全般に対する見方と一致している。ピーターは、自分が強く、少しがんばれば快復してすぐにいつもの生活に戻れると思っている。これに対しジェームズは、もう死んでしまうんだと確信する。どんなによくても生きられるのはあと二、三年で、その期間さえこれまでのように元気には過ごせないと思っている。

この時点では、どちらの予想も裏づける証拠はない。ピーターがすばやく快復し、ジェームズが残り少ない命だと思うだけの客観的な根拠はないのだ。それでも、ふたりの予想は、みずからの行動を変えることによって体調に影響を及ぼし、結果的に自己成就的予言となる可能性が高い。ピーターは、自分が期待したとおりの快復をもたらす行動をとりやすい（脂っこい食べ物や塩分を控え、ストレスになることを避け、適度な運動をする）。ジェームズは、まもなく自分は死ぬと思っているので、あまりそういう行動をとる気にならない。すると発作が再発しやすくなるから、早く死ぬというみずからの予想を実現してしまうかもしれないのだ。

事実、ジェームズのように、死期が迫っていることを素直に受け入れる患者は早めに死ぬ。[22] ジェームズもピーターも私の想像の産物だが、このふたりは一九九六年におこなわれた研究の被験者にいてもおかしくない。この研究では、心臓発作を起こしたあとリハビリをしている患者の集団を調査している。そして、ピーターとまったく同じように、楽観的な人は比較的よく運動をして、体脂肪量を減らしやすいため、総合的に心臓発作のリスクが低下することが明らかになった。彼らはまた、ビタミンをよく摂取して低脂肪の食事をする傾向も高かった。[23] その結果、楽観的な人は長生きしたのである。[24]

一方、悲観的な人は早死にする。健康な人一〇〇〇名の五〇年にわたる追跡調査から、悲観的な人は楽観的な人より早死にしやすいことがわかっている。何がこの哀れな悲観論者の命を奪うのだろう？　どうやら悲観的な人は、事故や暴力――自動車事故、水難、労働災害、殺人の頻度が高い――によって早死にする可能性が高いらしい。なぜ見通しが暗いとそうした非業《ひごう》の死を遂げてしまうのか？　悲観論者は失うものがたいしてないと思うから、悲観的な見通しはリスクを冒す行動を助長するようなのだ。[25]

楽観的な人は、すてきな未来を思い描き、自分が忘れられるのを嫌がる。楽観性と健康とのあいだにポジティブな関係がある秘密は、楽観的な人が選択的にリスクを冒す点にある。彼らは、健康被害のある可能性がわずかだったり、自分に影響しなさそうだったりする場合に、リスクを冒す[26]。脳腫瘍を恐れて携帯電話で話すのを控えることはない。両者の関連ははっきりしていないからだ。一方で、喫煙は肺ガンの原因として十分に裏づけがあるので、タバコはあまり吸わない[27]。要するに、楽観的な人は、大きな脅威に備えて、精神的・身体的資源を無駄にしないようにしているのだ。

当然だが、楽観的な人は、未来に対して肯定的な期待を抱いている。人生で成功し、良い人間関係を築き、生産的で健康で幸せになると期待している。楽観的な人は物事がうまくいって自分が健康になると期待するので、心配したり絶望したりする主観的な理由が少なくなる。するとどうなるか？　中絶や出産、ガンやエイズ、さらには医学部や法学部への進学といったストレスの要因となる状況にあまり気を揉《も》まず、よく順応するようになる[28]。その結果、彼らは多くの収入を得さえする。法学部の初年度にどの程度楽観的であるかによって、一〇年後のその人の所得も予測できた。楽観性のレベルがほんのひとつ上がるだけで、年収が三万三〇〇〇ドル増えていた[29]。

希望は、自分のなかからわいたものでも、外から与えられたものでも、人に目標を抱かせ、それに向かって打ち込ませる。この行動は、最終的に目標を実現しやすくする。それでレイカーズは連覇をなし遂げ、賢馬ハンスはユニークな能力を身につけ、ピーターは心臓発作のあとも長生きした。希望に満ちた予想が間違っていた場合、私たちはベングトソンの被験者のように間違いから学んで再び挑む。ことわざにもあるとおり、「終わりよければすべてよし」なのであり、まだよくなければそれは終わりではないのだ。

第4章 バラク・オバマとシャーリー・テンプルの共通点は？

個人的楽観が社会的失望と出会うとき

「楽観の波が全米に広がる」――新聞の見出しにそんな文字が躍《おど》っていた。そして実際にそれは広がっていた。いくつかの調査で、アメリカ人の八〇パーセントは向こう四年間について楽観的で、六三パーセントは自分の懐《ふところ》具合《ぐあい》が今より良くなると考え、七一パーセントは経済が上向くと信じ、六五パーセントは失業率が低下すると思っていたのだ(1)。楽観的な見方はどこにでもあふれ、この「自由の国」にとどまらなかった。まもなく希望はスペイン、イタリア、ドイツ、フランスへ、そして皮肉屋の住むイギリスにまで届く。さらに欧米から次々と海を渡り、インド、インドネシア、日本、メキシコ、ナイジェリア、ロシア、トルコ、チリ、中国、エジプト、ガーナへと達した。調査によると、なかでもガーナ人は世界一楽観的だった。BBCとグローブスキャン社が一万七〇〇〇人を対象におこなった世論調査によると、回答者の四人に三人が、将来は良い方向へ変わると期待していた。東アジアや中南米や西アフリカからイスラム諸国に及ぶ一七か国のうち一五か国で、大多数の人が近い将来はおそらくバラ色だという見方で一致していた。

何がこれほど広範で揺るぎない希望をもたせたのだろう？　いつがこうした輝かしい時代だったのか？　人類史上のどんな出来事が、人口三億人あまりの国家の八〇パーセントの人に楽観的思考を生み、世界じゅうの人を元気づけることができたのだろうか？　適当に思いつく答えを挙げてみよう。アメリカをはじめ世界の多くの金融市場が急激に活況となった、一九九〇年代の上げ相場の期間か？　それともベルリンの壁崩壊の直後、民主主義が広まったように思われ、世界じゅうの人がインターネットを利用できるようになったころか？　楽観性と幸福感が広く行き渡ったのは、世界の何億もの人に安堵をもたらした第二次世界大戦終結後ではないか？　あるいは、希望が最高潮に達したのは、人類がついに世界の征服を果たしたと感じた、一九六九年の人類初の月面着陸のあとではなかろうか？

これらに対する答えは、すべてノーだ。楽観的思考がかつてない勢いで世界に広まったのは、経済が安定していた時代ではないし、経済成長や科学技術の進歩や世界平和の時代でもなかった。むしろ、世界的な景気後退の真っ只中において、楽観的思考は急激な広がりを見せたのだ。とくにアメリカはきわめて厳しい時代に直面していた。一九三〇年代初めの大恐慌に次ぐ、経済史上最悪レベルの時期と言えるかもしれない。おまけにテロとの戦いが山場を迎え、多くのアメリカ人兵士がイラクで戦っていた。そんな二〇〇八年の終わりに、楽観的思考はピークに達し、世界じゅうの人が明るい見方をしていたのである。

この憂うつな時代に何がアメリカ人に希望を与えたかについて、すでに見当がついているかもしれない。それは、当時四七歳の、ハワイ生まれで、ふたりの子をもつ父親にして、『合衆国再生』（棚橋志行訳、ダイヤモンド社）の著者、すなわち史上初のアフリカ系アメリカ人の大統領、バラク・オバマである。[2] ひとりの人間が、どうやってこれほどたくさんの人に希望をたっぷりもたせられたのだろうか？　とくに、どうやって「個人の」未来について希望をもたせること（いまやこれが人間の本性にとって重要であるとわかっている）ができたのかではなく、どうやって国家の未来、世界の未来について希望をもたせること（あとで述べるとおりかなりまれ）ができたのか？

デイヴィッド・ガードナーは、街へ出て答えを探し求めた多くのジャーナリストのひとりだ。彼は人々に、なぜオバマがこの国を希望で満たせたと思うかと尋ねた。「（彼は）ワシントンに、とくにホワイトハウスに、この八年間にはなかった新しい価値観、新しい視点をもたらしてくれたのよ」とある女性は言った。別の回答者は、アメリカ人が楽観的になったのはオバマが「自分と異なる考えに対して寛容で、人からのアドバイスを進んで受け入れる」ためだと語った。[3]

事実、オバマのマニフェストは変化《チェンジ》にもとづいている。初のアフリカ系アメリカ人の大統領として、彼は前進を主張し、しかもマイノリティにとっての前進とは限らないとした。彼のイデオロギーと国策は、貧富の差を減らし、市場を安定させ、国際関係を改善することを可能にする発展を約束していた。こうしたすべてと、前任者とは正反対だと多くの人に感じられた信頼できる態度（ある人は「彼はブッシュではない」と言った）が、人々を楽観的な期待へ導いたのである。

だが、それで話が終わりではない。アメリカ史上最悪のレベルの金融危機の真っ只中でなかったら、人々はこれほど希望をもち、楽観的になっていただろうか？　戦闘で毎日何百人もの命が奪われていなかったら、エジプト、中国、ロシア、ガーナの人はみな、まもなくもっと良いことが起きると心から信じたか？　皮肉にも、答えはノーだ。ある人はインタビューにこう答えている。「（オバマは）成功しないわけにいかない。たった今世界が彼に頼っているのだから、彼は成功しなければならないんだ」(4)。

新しい大統領へ大きな期待が寄せられるのは、不安定な時代に限らない。二〇〇〇年の大統領選直後、アメリカ人の四九パーセントはジョージ・W・ブッシュが平均以上の大統領になると考えていた(5)。それが、最初の任期の終わりには二五パーセントにまで落ち込んだ。トニー・ブレアがイギリスの首相に選ばれたとき、国民の六〇パーセントは、自国の状況が改善されていくと考えていた。この数字は、ダウニング街一〇番地（首相官邸）を去るころには四〇パーセントに下降していた[6]。私たちは近い将来、オバマが与えられた信頼に真に値していたかどうかを知るようになるかもしれない。しかし現実には、良い知らせの必要に迫られていると、人は基準よりもはるかに良い方向へ期待を寄せがちなのである。

人が楽観的な考えを最も頼りにするのは、逆境においてだ。状況が厳しくなると、私たちは明るい兆しを必死に探しはじめる。そしてバラク・オバマが、まさにそれを与えてくれたのだ。大統領就任演説で、彼は困難な時代であることを十分に認めている。

私たちが危機のさなかにいるというのは、いまやよくわかっています。私たちの国は、暴力と憎しみの大きなネットワークを相手に戦争をしています。私たちの経済はひどく弱体化しています。……家が失われ、仕事が奪われ、企業はつぶれてしまいました。医療は出費がかさみ、学校はあまりにも多くの人を失望させています。私たちのエネルギーの使い方が敵を力づけ、この星を脅かすことは、日を追うごとに明白になってきているのです[7]。

だが、目下の苦難に加え、彼は自分の信じる明るい未来についても語っている。

この先の道のりは長い。のぼるべき坂は険しい。一年かけても、あるいは任期をまる一期かけても、ゴールにたどり着かないかもしれません。それでもアメリカよ――私たちがそこへたどり着くという希望を、今夜ほど強く抱いたことはありません。……アメリカは変われます。私たちの団結は完璧なものになれます。そして、私たちがすでになし遂げたことによって、これからできることとなし遂げるべきことについて希望がもてるようになるのです。[8]

希望を信じる

あなたがテレビやラジオ、ネット、あるいは生《なま》で、オバマの勝利演説を聴いていた世界じゅうの何百万、何千万人ものうちのひとりなら、そのときまで立ち戻ってみよう。あなたの感情の反応はどう言い表せるだろう？　どんな気持ちだったか？「胸のなかに温かい液体が広がって、喉にこみあげてくる感じ」と自分の反応を表現したのは、カリフォルニア大学バークリー校の学生だ。これが近いだろうか？　バークリーの科学者たちはこの感情を「高揚」と呼んだ。

ヴァージニア大学で高揚の感情を研究している心理学者ジョナサン・ハイトは、シニカルな見方を消して希望や楽観性を生み出すような場合について語っている。[9]彼は、高揚の瞬間を引き起こすと考えられる具体的な生理メカニズムを提示した。ハイトによると、そうした出来事は迷走神経を刺激し、それが今度はオキシトシンの放出をもたらす。[10]迷走神経は一二ある脳神経のうちのひとつであり、その出発点は脳幹だ。脳幹は脳のなかでも進化上古い部分で、生命維持に欠かせない機能の調節において重要な役割を担っている。そこから迷走神経は、首を通って胸や腹までずっと伸びている。この神経は、体内の状態を反映する感覚情報を脳に伝え、また脳から全身へも情報を送る。ハイトは、高揚を生み出す出来事で迷走神経が刺激されると、オキシトシンの放出が引き起こされるのではないかと言っている。

最近だれかを抱きしめたとか、赤ん坊を抱っこしたとか、犬をなでたとか、セックスをしたといったときのことを考えてほしい。こうした場合には必ず、オキシトシンが体内で放出されている。オキシトシンは視床下部（神経ホルモンを作り出す構造で、脳の底部にある）で産生され、視床下部の直下にあってホルモンを分泌する脳下垂体にたくわえられる。刺激が与えられると、オキシトシンは血流へ放出され、とくに感情や社会的関係の処理にかかわる領域において、脳の受容体に結びつきもする。

オキシトシンの濃度が高いと、社会的刺激に対する不確かさが減る。笑顔を、より自信をもって肯定的なシグナルと解釈するようになり、そのため社会的不安が減って接近行動がうながされる。ある脳画像研究では、被験者にオキシトシンを投与してから、さまざまな表情の顔を見せた。するとオキシトシン投与後には、そうした表情を解釈しやすくなっていた。その結果、扁桃体の活動は減っていた。扁桃体は通常、社会的シグナルの処理、とくにあいまいなものの処理をおこなっている[11]。

社会的なストレスや不確かさが減って接近行動が増えると、個人間の信頼は高まるはずだ。ならば、オキシトシンの投与で、見知らぬ他人を信じやすくすることはできるだろうか？　科学者はこれを検証するために、信頼を調べる彼ら好みの方法を用いた――そう、有名な「信頼ゲーム」だ。

ゲームはふたりでプレイする。一方は「出資者」、他方は「受託者」である。ここでは出資者を一般人A、受託者を詐欺師Bとしよう。AとBにはあらかじめ手持ちの金が渡される――二〇ドルずつだ。出資者の一般人Aは、受託者の詐欺師Bに送金することができる。AがBに五ドル送ることにしたとしよう。AがBに金を渡すとき、ルールでその金額は三倍になる。だからBは一五ドル受け取る。Bはその金をすべて自分のものにすることができるし（この場合、かわいそうなAは五ドル失う）、そうせずにいくらかをAに返すこともできる。BのフェアなA行動は、五ドル以上、おそらくは七ドルをAに戻すことだろう。Aは何も口を出さずに、Bがフェアな感覚をもつと信じて待たなくてはならない。

実験室でのゲーム中に科学者は、A役の被験者が自分の金をBに預ける選択をする場面をよく目にする。[12]興味深いのは、Aの鼻にオキシトシンをスプレーすると、Bに金を預ける度合いが増しさえすることだ。Aはそうすべきではないのである。Bが返す金額を上げて報いてくれることはないのだから。

オバマの演説は、聴衆の体内でオキシトシンの放出を引き起こしたのだろうか？　彼に圧倒的な信頼が寄せられていたことを考えれば、群衆のなかでオキシトシンの濃度が実際に高まっていたとしても、私は驚かなかっただろう。人々はオバマを信頼した。オバマはより良い未来を約束していたので、人々は希望を信じたのである。

二一世紀の最初の一〇年間に、アメリカ人は史上初のアフリカ系アメリカ人の大統領に希望を託した。一方、一九三〇年代に彼らが希望を託したのは、あまり頼もしくは見えない人物――金髪の巻き毛で明るい声をもち、人を元気づけてくれるベビーフェイスの少女――だった。その名をシャーリー・テンプルという。

シャーリー・テンプルは有名な子役で、一九三〇年代におびただしい数の映画に出演していた。彼女がよく歌や踊りを披露した明るさいっぱいの映画は、その時代でほかのどのスターの映画よりも高い興行成績を上げた――これがすべて、大恐慌の真っ只中の出来事なのである。大恐慌は、アメリカで一九二九年に株価が大暴落したことに端を発し、やがて世界的な経済危機へと進展して各国の都市を襲った。個人所得は激減し、アメリカでは一三〇〇万人が失業し、五〇〇〇の銀行が倒産した。[13]　ほぼ八〇年後に世界を襲うことになる金融危機と同じく、人々は気分を高揚させてくれるだれかを求めた。その空隙を埋めたのがシャーリー・テンプルだったのだ。

バラク・オバマの演説のように、シャーリー・テンプルの映画も困難な時代を映し出しつつ、同時により良い未来を約束していた。彼女の映画は、より良い時代が「もうすぐそこに（Just Around the Corner）」（一九三八年のシャーリー主演映画のタイトル）来ているから、私たちはみな「立ちあがって元気を出して（Stand Up and Cheer!）」（一九三四年のシャーリー主演映画のタイトル）［訳注：邦題は『歓呼の嵐』］いこうという感覚を人々に与えた。シャーリーの映画の基本的な前提は、みんなが力を合わせてがんばり、互いに思いやりをもちさえすれば、すべてはうまくいくというものだ。どこかで聞いた話ではないか？「堤防が決壊したときに見知らぬ人を招き入れる親切や、仲間が職を失うのを黙って見ているよりはむしろ自分の勤務時間をカットするという労働者の無私の行為によって、私たちは最も厳しい局面を切り抜けることができるのです。……成功の鍵を握る価値観は、正直や勤勉、勇気や公正、……これらは昔から変わりません」(14)。こうしたオバマの楽観的なメッセージと同じように、シャーリーの発したメッセージも人々の心に残った。そのため、当時大統領だったフランクリン・ローズヴェルトは言った。「シャーリー・テンプルがこの国にいるかぎり、われわれは大丈夫だ」(15)。楽観性とはなんとすばらしいものだろう。

世界的な悲観

大恐慌のときも、二〇〇八年の景気後退の際にも、楽観的な考えが頼りにされていたことは興味深い。時代の厳しさと人々の希望が明らかに対照的だったからだけでなく、社会について楽観的なのはあまりないことだからだ。個人について楽観（自分の未来は明るいと予想）しているのがふつうの場合、たいてい社会については悲観（国の未来は暗いと予想）している。二〇〇八年の経済に対する人々の楽観的な見通し（七一パーセントの人が翌年には経済が改善すると考えていた）[16]や、そのときの政治情勢に対するやはり楽観的な見通し（回答者の四分の三は国際関係が良い方向に変わると予想した）を伝える統計は、世の中が安定している時代にはあまりよく見られない。そして社会について楽観が見られても、ふつうそれは長続きしない（選挙直後に膨《ふく》らんでいる希望のように）[17]。

人はしばしば、自分個人については近い未来に今より良くなると期待するが、自分を除いた国全体はだめになるだろうと考える。たとえば二〇〇八年の金融崩壊の数か月前、イギリス国民の大多数の意見は、自国の状況は悪化していると思うというものだった――まもなくそれが正しかったことが判明した。それとまったく同時に彼らは、その後数年の自分自身の個人的な状況は良くなると期待していた――彼らの多くはそれが間違いだったと知ることになる[18]。九三パーセントの人は自分の家族の未来について楽観的だったが、他人の家族の未来について楽観的な人は一七パーセントにとどまった[19]。その年、ほとんどの人は、イギリスの国民保健サービス（ＮＨＳ）を利用した経験について満足だと答えている。ほぼ八〇パーセントの人が、最近病院で受けた診療については満足しており、六五パーセントの人は地元のＮＨＳがきちんと仕事をしていると回答した。ところが同時に、回答者の大多数はＮＨＳが危機的状況だと答え、全国的に良いサービスを提供していると答えた人は五〇パーセントに満たなかった[20]。

イギリス人が悲観的に見たのは、国民保健サービスだけではなかった。政府が犯罪や暴力を取り締まる能力にも、あまり明るい見通しをもっていなかった[21]。大多数の人（八三パーセント）は、イギリス国内で暴力行為が増加していると考えていた。ところが実際には、犯罪件数はほぼ一〇年にわたり着実に減少していた。その一因は、犯罪防止のための国家支出が増えたことにある。それにもかかわらず、政府の犯罪抑止能力へ人々が寄せる信頼は、一九九七年に六三パーセントだったのが二〇〇七年には二七パーセントまで落ち込んでいる。犯罪は市民にとって大きな心配事らしい。回答者の五〇パーセント超が、イギリスでとりわけ心配な問題を三つ挙げたなかに犯罪を含めている。イギリス以外の国では、市民はそこまで犯罪を心配していないようだった。自国でとりわけ厄介な問題三つのなかに犯罪を挙げて答えたのは、スペイン人では二三パーセント、アメリカ人では三五パーセントにすぎなかった。イギリス人には心配すべき特別な理由があったのだろうか？　彼らはみなアメリカへ移り住むべきだったのか？　そうかもしれないが、犯罪が移住の理由ではなかったはずだ。

世界の国々の殺人発生率をざっと見てみよう。一〇万人当たりの殺人発生率を調べた最近のデータは次のとおりだ。*

エルサルバドル——七一
グアテマラ——五二
コロンビア——三五
ブラジル——二二
メキシコ——一五
ロシア——一五
タイ——五・九
アメリカ——五

*ここに挙げた殺人発生率には、殺人未遂を含む数字と含まない数字が混在している。このため国同士の比較は十分にできない。殺人未遂を含まない数字には*をつけた。

フランス──一・三一*
オーストラリア──一・三*
イギリス──一・二八*
イタリア──一・一*
アラブ首長国連邦──〇・九二
日本──〇・五[22]

つまり、イギリス人がフランス──あるいはオーストラリアでもいい──へ引っ越せば、殺人の犠牲者になってしまう可能性が増すということだ。中南米の国々は高い犯罪率によってリストの上位を占めるが、マフィアで知られるイタリアはかなり治安が良いらしい。イギリスはイタリアほどではないにしても、殺人発生率が比較的低い。もちろん殺人は暴力行為の一形態にすぎないが、一般的な犯罪率の目安とするには悪くない。

イギリス人は犯罪がどの程度の問題であるかを過大評価しているのかもしれない。ならば彼らは、自分が犯罪の被害者になる可能性も過大に見積もっているのだろうか？　イギリスにおける気がかりな問題の上位三位に犯罪が入っていて、犯罪を防ぐ能力は落ちていると人々が考えるとしたら、当然自分自身の安全についてかなり心配しているはずではないのか？　私は学生のクリストフ・コーンとともに調査をおこなうことにした。さまざまな犯罪の被害者になる確率についてデータを集めてから、ロンドンの市民に対し、そうした事件に自分が巻き込まれる可能性を見積もってもらい、その予想が正確かどうか確かめたのだ。

ロンドン中心部にある私たちの研究室でおこなったこの実験で、人々は自分が犯罪の被害者になる確率をやや低めに見積もっていることがわかった[23]。一生のうちにさまざまな嫌なことが起こる可能性——車を盗まれるとか、強盗に襲われるとか、空き巣に入られるといったつらい出来事に遭う可能性——を予想させると、概して当局が公表した数字よりもやや低い値だったのだ。このように、人々は犯罪率が高いと思いながらも、自分はなぜか無縁だと考えている。国の経済は苦境にあっても、自分は耐え抜けると思っている。公共医療サービスが貧弱で、パブリックスクール［訳注：イギリスのエリート私立中学校の総称］はさらにひどくても、自分の地元の医療機関や学校は運よくかなり良いのだと。

二〇〇八年にイギリス王立芸術協会が催したシンポジウムでは、政治家や学者、世論調査の専門家が集まって、自分個人については楽観的なのに社会については悲観するという矛盾について討論した。会の終わりに、聴衆のひとりが手を挙げてこう発言した。「何のことで大騒ぎしているのかわかりません。全部本当のことです。世論調査の結果は正しい。国民保健サービスはめちゃめちゃで、一般に質が悪いです。それでも、私の地域は本当にすばらしいんです

よ」(24)

楽観と悲観が切り替わる

なぜそんな食い違いがあるのだろう？　人はいつも自分のリスクを低めに見積もるのに、社会全体の状況を厳しめに見積もるのはどうしてか？　自分の経験するものは高く評価しながら、自分以外の国民が受けるサービスは貧弱と思うのはなぜだろう？　自分が景気の低迷を乗り切り、強盗に襲われないのなら、ほかの人はみな違うなどと言えるはずがないではないか？

王立芸術協会のシンポジウムに参加したデボラ・マティンソンは、主観的なコントロールの感覚の問題なのではないかと言った。人は、自分がコントロールできると思うことについては、より楽観的に感じやすい。多くの場合、このコントロールの感覚は錯覚にすぎない。それでも私たちは、自分の運命を自分の手で握っていると思うとき、舵を取って正しい方向へ行けると信じる傾向が強い。自分は暗い路地を絶対に歩かないので、今隣にいる人より強盗に襲われにくいだろうと思う。自分は無防備に肌を日にさらさないから、皮膚ガンになる可能性が低いだろうと思う。あるいはまた、自分のユニークな才能はいつでも大いに求められているから、経済危機も乗り切れるだろうと思う。それと同時に私たちは、国の経済情勢や同胞の健康や安全はコントロールできないと認識している。だから、こうしたものが正しい方向へ進んでいるという確信はあまりもてない。

ここにさらなる要因が加わってくる。相対性の威力だ。私たちが自分の給料や注文した料理、携帯電話の会社、医療サービスに満足しているかどうかは、かなりの程度、仲間がいくらもらっているか、一緒に食事をしている人に自分よりおいしそうな料理が来たかどうか、友達が携帯に月々いくら払っているか、かかりつけの医者がほかの開業医よりも腕がいいかどうかにかかっている。自分個人の肯定的な経験が一般の人には当てはまらないと思うということはつまり、自分には特権が与えられているということになる。自分が受けているのは単に良いサービスであるだけではない。ほかより優れたサービスなのだ。地元のパブリックスクールはすばらしいが、ほかの地域の学校はだめだと思うのなら、運が良かったということだ。わが子はすばらしい教育を受けられるだけでなく、ほかの全国のパブリックスクールに通うどの子よりも良い教育を受けられるのである。

ここでも脳は、ちょっといたずらをして、良い錯覚の効果を高めている。自分個人の未来に楽観性のバイアスをかけるだけでなく、自分以外の人の未来には悲観性のバイアスをかけるのだ。この両方で、私たちは単に幸運だと思うのでなく、自分だけが特別に幸運と感じるのであり、そのほうがずっとすばらしい。そして困難な時代には、ほかの人もみなうまくいっていないと思えばいつでも楽になる。

結局のところ、私たちが社会の未来に対して抱く期待が良いものになるか悪いものになるかは、どの見方が自分個人の楽観性を一番高められるかによるのだ。平穏な時代には、社会について悲観的に考えれば、それとの対比で自分個人についての楽観性を高められる。だから、世界的にうまくいっているときに、社会を悲観しながら自分の未来については楽観的な見方をもちつづければ、ただ自分がうまくいくと期待するだけではなくなる。他人がうまくいかないなかで、自分がうまくいくと期待することになるのだ。こうして私たちは、優越性の錯覚を抱く。私たちが他人の不幸を願うというわけではない。私たちは自分の未来を見るのに使うバラ色の眼鏡を、同胞の未来を見るときにはかけないようだと言っているだけだ。それどころか私たちは、自分の国の未来を評価する際、色の濃いサングラスをかけて見る場合が多い。

一方、社会がかつてないほどのどん底に陥り、私たち個人の生活に直接影を落としているとき、状況を改善する唯一の手だては、自分と一緒に世界をもち上げることだ。大変な不況時で人々が仕事やたくわえを失っている場合には、世界の状況はまもなく好転すると思う必要がある。それが、人々の所得や幸福を一番取り戻せそうな手だてだからだ。こうしたときに、人々はバラク・オバマやシャーリー・テンプルのように良い知らせを伝える人を頼りにする。そして楽観性が世界に広まる。いや、少なくとも世界経済が安定するまでは広まり、安定すると、人々は喜んでまた社会について悲観するようになるのだ。

第5章

自分を幸せにしてくれるものを予測できるか？

幸せになるための意外な要素

あなたは自分を幸せにしてくれるものは何だと思うだろう？　自分の人生の満足感を増すと思うものを五つ書き出してみよう。収入が増えると幸せになれるだろうか？　もっと体を動かすようにすればどうだろうか？　あるいは日に当たる時間を増やしたら？　イギリスの調査会社イプソス・モリが二〇一五人を対象におこなった調査によると、人々は、次の五つの要素が自分をより幸せにしやすいと思っているらしい（以下重要度の順に並べる）。

1. 家族と過ごす時間が増える
2. 収入が現在の倍になる
3. もっと健康になる
4. 友人と過ごす時間が増える

5. もっと旅行をする①

あなたのリストと共通するものはあっただろうか？　答えはあなたの年齢によるかもしれない。右に挙げた要素をどれだけ重要だと感じるかは、年齢によって異なる。たとえば金を増やすことは、年をとるにつれだんだん重要ではなくなっていく。一五歳から二四歳までの若者の五五パーセントは、今より裕福になればもっと幸せになれると思っていたが、七五歳以上の回答者では、金が増えれば幸せの度合いが増すと考えた人は五パーセントにすぎなかった。人生経験から、幸せは金で買えないと学んでいたのかもしれない。それと反対に、健康が人生に満足感をもたらすという認識は、年をとるほど増していく。五大要素のひとつとして健康を挙げた人は、一五歳から二四歳までの回答者ではわずか一〇パーセントだったのに対し、七五歳以上の人では四五パーセントだった。これはそんなに意外ではない。高齢者のほうが若者より健康にはるかに多くの問題を抱えているので、体調を気にしやすいのだ。家族と過ごす時間を増やすと幸せの度合いが増すという認識は、年齢によってあまり変わらないが、三五歳と四五歳のあいだにピークがある。これは、そのぐらいの年齢層の人が、仕事と家庭のバランスをうまくとるように気遣っていることを反映しているのかもしれない。

家族や友人と過ごす時間を増やし、もっと旅行をしながら、今の倍の収入を得ることなどできるだろうか？　難しいことは確かだろう。なんとか高給の仕事にありつき、金を稼ぎつつも家族や友人をバハマへ休暇に連れて行ける時間がもてたとすれば、私たちは幸せになれるだろうか？　私たちがすぐにできることで、ほかに同じぐらい幸せになれる手だてはありうるだろうか？　そしてそもそも、自分を幸せにしてくれるものを予測できるのだろうか？

何が幸せの度合いを増すか予測するのは、簡単な仕事ではない。多くの人が、あなたを幸せにするものをお節介なほど教えてくれる。広告は、ジュースの缶やチョコレートの包み紙に入った楽しみを私たちに売り込もうとする。私たちの社会は、教育や結婚、子ども、金で幸せになれると説く。信仰、セックス、世界平和、ドラッグ、愛、持ち家、ウォール街での仕事、年金、アイスクリーム、ケーブルテレビ――本当に大事なものは何だろう？

次に挙げる要素を考えてみよう。人生の満足感についての個人個人の回答と正の相関がある要素もあれば、負の相関がある要素もあるが、要素によっては、満足感との関係がとても複雑なために、ある調査では正の相関があり、別の調査では負の相関があるものもある。どれがどれだか当てられるだろうか？

1．歩く、泳ぐ、スポーツをする
2．結婚する

3. 子どもをもつ
4. 庭いじりをする
5. 教会やシナゴーグ、モスクなどの宗教施設へ通う
6. 博士号などの学位を取る
7. 高収入を得る

さあ、人を幸せにするものは何か、あなたは自分にそれがわかっていると思うだろうか？　まずは人生の満足感と正の相関がある要素を見ていこう。これを明らかにするために世界規模の調査をおこなっているイプソス・モリ社の社長ベン・ペイジは、昔からの格言を引き合いに出して自分の得た知見を約言した。「数時間幸せになりたければ、酔っぱらえ。数年間幸せになりたければ、妻を娶《めと》れ。いつまでも幸せでいたければ、庭を手に入れよ」。この格言になんらかの真理が含まれていることはあるだろうか？　バケツとシャベルを手に取り、泥まみれになろう。数千人を対象にしたペイジの調査から、週に最低一度は庭いじりをする人はそうでない人よりも概して幸せであり、庭いじりをまったくしない人は自分の人生にあまり満足していないらしいことが明らかになっている。

実は庭いじりをする必要もない。いくつかの研究から、単に草花を世話するだけで、幸せの

度合いが増すことがわかっている。テキサス州立大学の研究チームによると、自分のオフィスで草花を育てている従業員は、そうでない従業員よりも幸せの度合いが高かった(2)。だからといって、草花を育てたり、週に一度庭いじりをしたりすれば必ず人生の満足が得られるというわけでもない。あるいはまた、人は幸せだからシャベルを手にしてバラを植えはじめるというわけでもない。こうした関係はどれもありそうだが、庭いじりと幸せに相関があるのは、どちらも第三の要因がもたらすからだという可能性もある。たとえば、自由な時間が増えれば、幸せも庭いじりする機会も増すかもしれない。同僚と良い関係をもてば、人生の満足感が増すと同時に、草花を飾って居心地の良い職場にしようという気持ちになるのかもしれない。だから、草花によって私たちが幸せになるのだとは言い切れないが、机に観葉植物のひとつでもある人は、机の上が書類の山で緑もない人よりはきっと幸せにちがいないと推測できるのである。

ほかには何が幸せに関係するだろう？　調査によれば、博士号をもち、教会（またはほかの宗教施設）へ通い、スポーツをする人は、博士号をもたず、教会へ通わず、体を動かさない人に比べて数倍楽天的だという。比較的高い学位をもつ回答者の三五パーセントは自分がとても幸せだと答えたが、そうした学位をもたない人では二三パーセントにとどまった。週に数回教会へ通う人のほぼ半数はとても幸せだと答えたが、教会に行かない人では二六パーセントにすぎなかった。もう一度言うが、これらの数字は要素間の相関しか示しておらず、因果関係を示してはいない。

結婚して子どもをもつ

子どもをもつと幸せになるという社会通念はどうだろうか？　たいていの人は、満足のいく人生を送るには子どもをもつ必要があると思っている。人はわが子のために、莫大な時間と労力と金を費やす。子どもは私たちを幸せにしてくれるだろうか？　複数の研究から、子をもつことと幸せのあいだになんらかの相関があるとすれば、それは負の相関だということが、一貫して示されている。たとえば、イプソス・モリ社のデータによれば、子どものいなかった夫婦が子育てをはじめると人生の満足度が着実に下がり、子どもが十代のときに最低になる。その後幸せの度合いは次第に増していき、子どもがいなかったころのレベルに戻る。事実、中年層（三五～五四歳）が一番満足していない。主観的幸福度が一番高いのは若年層（一五～二四歳）で、それに次いで高いのが高齢層（七五歳以上）だ。[3]

子育てと幸せのあいだに負の相関があるという考えは、ノーベル賞受賞者のダニエル・カーネマンがおこなった研究によって裏づけられている。[4]認知心理学者のカーネマンは、不確実な状況下で人がどのように意思決定するかを説明するプロスペクト理論に対する功績で、二〇〇二年にノーベル経済学賞を受賞した。彼は行動経済学と意思決定の研究で知られ、とりわけ認知バイアス――多くのヒューマン・エラーのもと――を説明したことで有名だ。のちにカーネマンは、快楽の心理学に的を絞った。現在は、初期の研究で明らかにした原理を用いて、私たちが自分を幸せにしてくれるものについて考える際に犯す誤りを説明しようとしている。

ある研究でカーネマンのチームは、アメリカ人およびフランス人の多数の働く女性を対象に、人生の満足度について調査をおこなった。彼らが幸福度を測るために用いたのは、かなり変わった方法だった。被験者に漠然とした幸福度について質問する（つまり、単に「自分の人生に幸せを感じていますか」と訊く）のでなく、そのときどきの感情の状態を報告させたのだ。被験者は、一日のなかでたびたび今の感情や行動を語らされた。この方法から、カーネマンが「経験的幸福度」と呼ぶものが生まれた。カーネマンらによれば、これは従来の方法によるものより正確な幸せの尺度だという。この経験的幸福度の背後には、幸せは日常的な経験の流れに最も大きく左右されるという考えがある。真に重要なのは、私たちがいつ、どれだけの頻度で苛《いら》立ちや不安や満足を感じるかということだ。私たちがときに人生を振り返って自分の生き方を評価するのは確かだが、それほど頻繁にそうするわけではない。だから私たちの幸福度に大きな影響を与えるのは、人生の回顧ではなく、胸の内で絶えず滾々《こんこん》とわいている感情である。ところが主観的幸福度についてのほとんどのアンケートは、日常経験する幸福でなく、むしろ人生全般の満足度を振り返って評価させる。

カーネマンらは経験的幸福度を用いて、母親の経験的幸福と、子どもと過ごす時間の長さとのあいだに負の相関があることを見出した。子どもと触れ合っているあいだは、料理や買い物などの家事をするあいだより楽しい時間が少ない、と被験者は答えたのである。それどころか、経験的幸福を高める影響がこれよりも少ない活動は、ほかにそうはなかった――毎日の通勤ぐらいのものだ。通勤の行き帰りは、人生の満足度を最も大きく下げていた。

渋滞に何時間もはまったり、蒸し暑い地下鉄でラッシュアワーに帰宅する何百人もの乗客とすし詰めになったりすることが、幸福度を高めないのは意外ではない。だが、子どもと遊び、子どもに本を読み聞かせ、食事をさせ、子どもの宿題をチェックすることが、通勤とそれほど変わらないとは驚きだ。それに気がかりでもある。いくつもの研究で、子どもは必ずしも喜びをもたらすとはかぎらないという一致した結論が出ているが、これは一般通念と真っ向から対立するものだ。文化や周囲の人が、子どもについて私たちにそう考えさせないのはなぜだろう? なぜ人は、幸せが子の存在に根ざすものだと言い張り、えてして強く信じ込むのか? ひとつの説明として、幸福は、経験によるものであれ回顧によるものであれ、必ずしも人類の存続にとって最高に重要なファクターではない、というものが挙げられる。一方、私たちの遺伝子を伝えていくことは重要である。この適応上の目的を念頭に置けば、合理的な科学は人が子育てで幸せにならないことを示していても、人には子育てで幸せになると思うバイアスがかかるということが言えそうだ。ハーヴァード大学の心理学者ダニエル・ギルバートによれば、人は、子育てにつぎ込む労力や資産を、子のもたらす幸せによって正当化するのではないかという(5)。人間の社会は幸せを究極の目標と見なすことが多いので、人が多くの時間とエネルギーをわが子に費やさなければならないのは、遺伝子を受け継がせるべく人に刻み込まれた生物学的衝動のためではなく、子どもが自分に喜びをもたらすためだ、と私たちは推断するというわけである。

結婚は幸せをもたらすという通念を、同じように説明しようとする人もいるかもしれない。結婚と幸せの結びつきが迷信か否かというのは、未解決の問題だ。健康や富の変化といったほかの要素とは違い、結婚は幸福に対してプラスの方向にもマイナスの方向にも影響しうる。結婚で幸せになる人もいれば、不幸せになる人もいる。だから、一般に影響を見抜くのは難しい。ドイツでおこなわれた調査では、結婚は幸せに大した影響を与えないことが明らかになっている。幸福度は、結婚後にいくらか増したものの、その後すぐに元のレベルに戻っていた(6)。興味深いことに、結婚による効果が長続きする人は、もともと幸福度が比較的低かった人だ。結婚前からすでに幸せだった人は、結婚によって得るものが多くはない。幸福度の高い人はたいてい仕事が充実しており、家族や友人という親密な集団に囲まれているから、結婚で改めて得るものが比較的少ないのだろうか。

イプソス・モリ社の調査によれば、自分がとても幸せだと言う人は、既婚者で三三パーセント、同棲している人で三一パーセントだったが、独身者では二五パーセントにすぎなかった。この数字が示すのは、私たちに幸せをもたらすものは必ずしも結婚届ではなく、むしろ愛されているという感覚と、だれかとともに暮らすことで得やすい安心感だということなのかもしれない。

もっと、もっと、もっと

幸せとの結びつきにかんして学術的に最もよく議論されている要素は、富だ。もっと裕福だったら、もっと幸せなのだろうか？　ピュー・リサーチ・センター［訳注：アメリカの民間調査機関］によると、収入が多い人ほどおおむね幸福度も高いという[7]。年収一〇万ドル以上の人では半数が自分の人生は幸せだと答えたが、年収三万ドル以下の回答者でそう答えたのは二五パーセントにすぎなかった。ところが、総合的社会調査［訳注：アメリカの居住者を対象とした社会学的調査で、シカゴ大学全国世論調査センターが実施している］など別の情報源のデータでは、自分は幸せだと言う人の割合が、低所得層に比べ高所得層では確かに二倍になるが、中間の所得層と高所得層ではあまり差がなかった[8]。同様にいろいろな国で幸福度を調べると、国内総生産（GDP）の増加に応じて着実に増していた。しかしGDPがあるレベルに達すると、それ以上増加してももはや主観的な幸福度の上昇には結びつかなかった[9]。またイプソス・モリ社が公表したデータによれば、イギリスのGDPは過去五〇年にわたって増加していながら、国民の幸福度はまったく変わっていない。

そのときどきの経験的幸福度を用いて幸せを定量化する研究では、所得と幸せのあいだに明確な関係は見出されていない。被験者に二五分ごとに自分の感情を報告させる調査をまる一日おこなったが、幸せなときの多さと所得レベルとの相関はゼロ（まるで無関係）だった。一方で収入が多い人ほど、怒りや不安や興奮を覚えるときは多くなる傾向があることもわかった。つまり報酬の多い仕事は、感情を強くかき立てるとしても、それはたいてい否定的な感情なのである。

こうした知見から、当然の疑問がわく。銀行預金が増えても幸せになれないのなら、なぜ私たちはもっと稼ごうとするのだろうか？　それにはいくつか説明が考えられる。まず、私たちがもっと多くを得たがっても、人生のつねだが、ほしいと思うものが手に入るとすぐに慣れてしまい、喜びが増すことはなくなってしまうのだ。宝くじの当選者でさえ、当選のわずか一年後には、人生の満足度は大金を獲得する前とあまり変わらないと答えている[10]。人は、新しく手に入れたものに慣れてしまう――高級ブランド服にも、大画面テレビにも、BMWと五つの寝室がある大邸宅にも。私たちは新しい家を購入し、高級車をもち、もっと頻繁に休暇に出かけ、最高級のレストランで食事をし、高価なスーツを買いたいと思っているかもしれない。しかし、ひとたびこうしたものを手に入れると、数か月もしないうちに慣れてしまい、金を多くもっていても幸福度が大して増さなくなる。

さらに、ふつうは高所得者ほど職場での責任が重くなり、労働時間も長くなる。ここで、自分を幸せにしてくれるものは何かと訊かれて、人々が、家族と過ごす時間が増えることを第一位、収入が増えることを第二位、友人と過ごす時間が増えることを第四位と評価していたこと思い出してほしい。仕事で成功し、より多くの金を稼ぐには、しばしば家族や友人と過ごす時間を犠牲にせざるを得ない。第二位の目標を達成しつつあっても、そのために第一位と第四位の目標を犠牲にしているのだ。その結果、私たちは全体としての達成感を増すと同時に、一日のうち幸せに感じる時間の量を減らしてしまっているのだろう。

富が私たちの一般的な満足感に及ぼす影響と、そのときどきの喜びとのあいだに見られるこうした乖離《かいり》は、収入と主観的幸福度との相関の程度が調査方法に応じて異なっていた理由を説明できる。幸せについての一般的な質問（「あなたの人生はどれぐらい幸せですか？」など）を用いた調査では、収入と幸福感のあいだに中程度の有意な相関が見つかるが、[11] そのときどきの経験的幸福をもとにした調査では、有意な関係はまったく見つからない場合が多い。[12] 収入増は、人生を振り返って覚える満足感には確かに影響するが、経験的幸福度を大きく増すことはないからである。

視点

先述の乖離については、カーネマンらが「焦点化の錯覚」〔訳注：焦点を絞ることで生じる錯覚のこと〕と名づけた別の理由もある[13]。これは、私たちが自分の人生における特定の要素について訊かれると、その要素を過大に重視してしまうという現象だ。収入について訊く調査をすると、回答者の注意は自分の経済状態へ向けてバイアスがかかる。このため、そのあとで人生の満足度について一般的な質問に答えると、経済的な事情を通常より重視しやすくなる。じっさい、収入について訊かれてから人生の満足度について答えると、逆の順序の場合よりも収入と満足度の相関が大きく表れる。カーネマンいわく、「人生には、今考えているものほど重要なものはない」のである。

何人かの研究者は、私たちに幸せをもたらすものは絶対的な富ではなく、むしろ相対的な富――つまり、周囲の人と比べた自分の物的財産――なのではないかと言っている[14]。私たちは、隣人や仲間や親類がみな年収五万ドル程度だったら、自分が八万ドル稼げば幸せだろう。ところが、同僚や友人が九万五〇〇〇ドル稼いでいたら、八万ドルではもう満足できまい。相対的な富が幸福にとって重要であるとすれば、国のGDPが次第に増加しても主観的幸福が増さないなどという、直感的な認識に反する学術的知見を説明してくれる。国が豊かになっても、個人の相対的な経済状態は変わらないので、幸福度は変わらないのだ。

相対化は、人間心理の重要な側面と言える。人が自分の身体的環境をどのように知覚するかについて考えてみよう。周囲の状況に対し、私たちが違い（明るさや音量の変化など）に気づくために起こるべき変化の程度は、元の状況による。たとえば、音楽を小さい音量で聴いていると、音量のわずかな変化でも気づきやすい。ところが音量をいっぱいにして大好きなバンドの曲を聴いているときには、変化が大きくないと音量の違いがわからない。知覚には相対化が重要であると最初に指摘したのは、ドイツの医学者エルンスト・ハインリヒ・ヴェーバーで、彼はときに実験心理学の創始者とも見なされる。ある実験でヴェーバーは、被験者に目隠しをして、おもりをもたせた。そして少しずつおもりの重さを増やし、重さの違いを感じたら教えてほしいと言った。その結果ヴェーバーは、違いに気づくために必要な増分が、最初のおもりの重さに比例することを発見した。つまり、最初は数十グラム増すだけで違いに気づけたのに、重さが増すと、数十グラムでは足らず、変化を感じるのに五〇〇グラム近くも必要になったのである。

金銭の感覚もこれと似ている。だれかに一万ドルで仕事をしてもらってから、五〇ドルをボーナスとして加えても、それほど喜ばれない。ところが、七〇ドルで仕事をしてもらってから、五〇ドル追加すると、たいそうありがたがられる。行動経済学の研究によると、人が金銭に与える価値は、非線形的な手法で最もうまく記述できるそうだ[15]。ある仕事で得る額が二倍になっても、人はその仕事の価値が二倍になったとは感じず、二倍よりやや低いように認識する。音や光の認識と同じく、金銭の主観的な価値も最初の額に応じて変わる。最初が一〇〇ドルの場合よりも最初が一ドルしかない場合のほうが、一ドルの価値は大きく感じる。だから、財産がたくさんあるほど、さらにたくさん増やさなければ、違いに気づいて幸福度に影響を及ぼすこともない。

富と主観的幸福度のあいだに明確な関係があるようには見えないのに、人はそんな関係の存在を強く信じている。『サイエンス』誌に掲載されたある研究によれば、他人の気分を推し量らせる実験で、被験者は収入の多い人ほど気分もいいだろうと予想していた[16]。実際にはその予想は間違っている。つまり人は、富や子どもや結婚によって幸せになれると思うようだが、厳密な科学はそうでないことを示唆している。思い出してほしい。宝くじで大金を当てても、いい気分が何か月も続くようには見えないということを。それなのに人は、毎週自分の稼ぎで宝くじを買い、金持ちになってもっと幸せな人生にしたいと願っている。

過去の感覚は未来の感覚と同じぐらい不確かなのか？

子どものころを思い返してみよう。どんな出来事が頭に浮かぶだろうか？　多くの人が思い出すのは、誕生日のパーティー、いけないことをしてされたお仕置き、学芸会、スポーツの試合、友達とのけんか、学校の遠足、初恋だろう。こうした思い出が時の試練に耐えるのは、強い感情の反応を引き起こすからだ。心に強烈に残っていて、容易に取り出せるのである。歴史の授業を受けたり買い物に出かけたりといった日常的な出来事の記憶は、きわだったものではないので消えてしまいやすい。

二〇〇四年、私はカリフォルニア大学デイヴィス校で一〇か月過ごし、記憶に感情が及ぼす影響を確かめる実験をおこなった。デイヴィスはカリフォルニア北部の小さな町で、サンフランシスコから車でおよそ九〇分、風光明媚なワインの産地ナパバレーからは四〇分の場所にある。静かで平和な町で、メインストリートは一本、レストランは数軒しかなく、芝生が広がり、住人は礼儀正しく、気候は一年じゅう暖かい。言うまでもなく、ニューヨーク市からやってきた私はびっくりした。ゆったりとした空気や地元の人の人懐《ひとなつ》っこさは、私にはまったくなじみのないものだった。家主の女性は、ハロウィーンとクリスマスとイースターには、玄関前にキャンディーを置いていってくれた。アパートを借りる際、雇い主や銀行から集めたあまたの書類など、私が十分に信用できる人間であることを示す証明書を彼女は要求しなかった。ぐっすり眠るための耳栓——六番街で眠るためには必需品だった——は要らなくなり、夜一〇時以降はどこも行く場所がなかった。

ところが、この活気のない町が私の研究に長いことと影響を与えたのは、記憶の専門家で、認知の二重過程理論で知られる心理学者アンドルー・ヨンリナスがいたおかげだった。その二重過程理論によると、記憶の取り出しには「心当たり」と「想起」という二種類の過程がかかわっているという。あなたが通りを歩いていると、いきなりだれかが立ち止まって挨拶をしてくるとしよう。その人を見ると、前に会ったような気がする。この男には心当たりがある――会ったことがあるのはわかるが、どんな状況で会ったのかはよくわからない。だれかに初めて会ったのか（それまで見たことがない）、すでになじみがあるのか（前に会ったことがある）の判別は、心当たりの感覚にもとづいている。前にいつどこで会ったのかを必ずしも思い出さなくても、その人に心当たりがあると感じることはできる。あなたはその人と礼儀正しく会話しながら、なんとなく気まずい思いをする。ふたりがどこで会ったかよくわからないからだ。だが、ひとたびこの目の前の人物がサリーという親友の名を口にすると、あなたは突如として、数か月前にサリーが開いたディナーパーティーで会っていたのを思い出す。ボブ（ついにあなたは彼の名を思い出す）に出会った出来事の状況（ディナーパーティー）を思い出すことは、「想起」という。これは、時間をさかのぼって出来事を頭のなかで再体験する能力のことだ。

記憶にかかわるこのふたつの過程（心当たりと想起）は、機能的にも神経解剖学的にも異なることが明らかにされている。(17) 両者は、脳の側頭葉内側部にあるふたつの異なる領域で生じている。海馬と呼ばれる領域は、想起にとってはきわめて重要だが、心当たりにとってはそうではない（海馬については第2章で詳しく論じた）。その隣の嗅周《きゅうしゅう》皮質が、心当たりのシグナルを送る。海馬を損傷していながら周囲の皮質は無傷の健忘症患者は、ふつう想起ができないが、何かに心当たりがあるのはわかる。以前あなたに会ったことがあるのはわかるにしても、出会ったときの出来事の状況は覚えていないだろう。

感情は、想起の経験を大いに強化する。出来事を実際に繰り広げられたとおりに思い出しているという自信を高め、イメージの鮮明さを増すのだ。[18] しかし、こうした想起の強化は瞬時には起こらず、時間がかかる。私がデイヴィスでヨンリナスとともにおこなった研究では、被験者に感情を強く刺激する写真（主にバラバラ死体や暴力行為の不快な写真）と、なんでもない写真（書店で本を読んでいる人や、オフィスで働いている従業員の写真）を見せた。それから、見せた直後に半数の写真を使って被験者の記憶をテストした。残りの写真については二四時間後にテストをおこなった。最初のテストでは、刺激的な写真となんでもない写真とで被験者の記憶に差はないようで、彼らはどちらの写真も同じぐらいよく覚えていた。ところが翌日被験者が研究室へ戻ったときには、変化が現れた。今度は、なんでもない写真よりも刺激的な写真のほうが、よく想起できたのである。被験者の記憶は必ずしもあとのテストのほうが正確だったわけではないが、彼らは最初のときより記憶が鮮明だと答えたのだ。[19]

過去の刺激的な経験の記憶はきわめて鮮明で、過去の日常的な出来事の記憶は薄いという事実は、私たちが過去についてバイアスのかかった認識をもっていることを示している。私たちは過去を、感情を刺激する出来事だけ集めた歴史ととらえやすい。出来事の刺激的な要素を記憶し、退屈な部分は忘れてしまうのだ。夏休みのハイライトについてはあとで思い出されるが、あまり刺激のない部分は時とともにかすみ、ついには永遠に忘れ去られる。その結果、次の夏休みがどんな感じになるかと考えると、過大に期待してしまう。過去を不正確にイメージすることは、未来予測を誤る一因なのである。

自分を幸せにしてくれるものを誤って予想させる主な要因はほかにふたつあるが、それは自分を傷つけるものを誤って予想させるものと同じだ。第一の要因は、ほぼどんな新しい状況にも自分がすばやく適応することを、私たちは見くびりやすいという事実である。確かに、給料が上がったり、健康状態が良くなったりすると、一時的に幸せになれるかもしれない。だがそのうちに預金の多さや体調の良さにも慣れ、幸福度はずるずる低下してふつうになる。困ったことに、私たちはこうした適応を踏まえずに予測を立てるので、誤りを避けられない。第二の要因は、収入が増えたり、もっと休暇が取れたり、もっと健康だったりしたらどうなるかと考えるときには、そのひとつの要因だけに注目して、残念ながらその後も変わらないほかの要因については無視してしまいやすいということだ。財布のなかの金は増えるかもしれないが、それでも毎日通勤したり皿を洗ったりする必要はある。だから、生活になんらかの変化が起きれば今より幸せになれるかもしれないが、私たちが思うほど大きな影響はない可能性もある。

変化がありえないと言うわけではない。幸福度が一生を通じて比較的安定していても、変化は確かに起きる。たとえば、ドイツでおこなわれた研究では、調査対象者の四分の一が、一七年間で人生の満足度に有意な変化があったと答えている。[20] 理論上、私たちは今より幸せになることも不幸になることもありうる。しかし、実際に幸福度に影響するのは、私たちが重要だろうと思うものではないのだ。

本当に重要なもの

本章の冒頭で、自分を幸せにしてくれる要素を五つ挙げてみてほしいと書いた。あなたが典型的な人なら、挙げたリストには、もっと金を稼ぐ、もっと健康になる、もっと旅行する時間ができるといった要素が含まれていただろう。そのリストに、もっと政情が安定するというのはなかったのではなかろうか。あなたはリストを見直したくなるかもしれない。政情の安定は、国の幸福度を示す九大指標のひとつに挙げられ、人権は二大指標のひとつだ。[21] ほかに国の離婚率と平均寿命も指標になる。週に一日、なんでもいいから親切な行為をすると、幸福度が増すことも示されている。[22] リストの「収入が現在の倍になる」と「もっと旅行をする」のあいだに、「もっと親切になる」を挙げた人はきっといないだろう。

私たちは自分を幸せにしてくれるものを正確に予測できないが、それが何か問題だろうか？　私たちはかなりうまくやっているように見える。自分を楽しくさせ満足させるものを考えるのが不得手でも、ほとんどの人はかなり幸せだ。さまざまな国の人を対象にした大規模な調査では、大多数の人はほとんどの時間幸せであるという確かな結論に達している。[23]　八〇パーセント（！）もの回答者が、自分は幸せだと答えたのである。アーミッシュ［訳注：アメリカのペンシルヴェニア州などに住むプロテスタントの一派で、電気を使用しないなど工業文明を拒絶して独自のコミュニティを形成している］からサハラ砂漠の住民まで、私たちの多くは喜びに満ちあふれている。幸せの決め手となる要素は何だろうか？　人口統計学的な要素を総合しても、人それぞれの幸福度の違いは二〇パーセントしか説明できない。[24]　答えは、健康でも、美しさでも、富でも、結婚でもない。ひょっとして、収入が増えたり、もっと健康になったり、愛情に満ちた家庭を得たりすると幸せになるという期待が、私たちを実際に幸せにしてくれるのだろうか？

　宝くじが当たっても幸せにはなれないかもしれない。それでも、当たれば一生幸せだと信じて宝くじを買うと、私たちはうきうきしてしまう。そんな大金を使ってできるあれこれを考えるだけで、たちまちぽかぽかしたいい気分に浸れる。幸せはすぐそこだと思うことが、意外にも、今の上機嫌を維持する力となるのだ。より良い未来――なんらかのルールに従えば手に入れられる（あるいはそう自分が思っている）未来――を想像すると、幸せでありつづけることができる。

では、会社の社長になるとか、大学を首席で卒業するといった想像をするとき、脳内ではいったい何が起きているのだろうか？　私が数年前、自分の論文指導教官だった著名な神経科学者エリザベス・フェルプスや、学生のキャンダス・ライオとアリソン・リカーディとともにおこなった研究では、被験者にこの先五年間で起こるかもしれない出来事を具体的に想像してもらい、そのあいだｆＭＲＩスキャナーで被験者の脳の活動を記録した[25]。出来事には、好ましいもの（楽しいデートをする、大金を手に入れるなど）もあれば、好ましくないもの（財布をなくす、恋人と別れるなど）もあった。被験者いわく、好ましい出来事のイメージは、好ましくない出来事よりも豊かで鮮やかだった。大金を失ったり恋愛関係が破綻したりするシナリオを思い描いたときは、ぼんやりしたイメージしか浮かばなかった。ところが、何かの賞をもらうところをイメージすると、詳細なストーリーが浮かんだのだ。脳はこうしたバイアスをどのように生み出すのだろうか？

心理学専攻で活発な学部生のデライラは、巻き毛のブロンドで大きな目をした楽観的なタイプの女性だった。彼女に卒業式の日を想像してもらうと、脳内のふたつの重要な部位で活動の高まりが見られた。扁桃体――脳の奥深くにあって感情の処理の中核を担っている小さな構造体――と、吻側前帯状《ふんそくぜんたいじょう》皮質《ひしつ》（ｒＡＣＣ）――前頭葉にあって、感情や欲求にとって重要な領域の活動を調節する部位――だ。ｒＡＣＣは通行量を管理する役目を担い、皮質下の領域が肯定的な感情や連想を伝えるときに、そこから伝わる活動の勢いを増大させていた。その結果、明確で詳細なイメージが現れた――デライラが紫と黒を基調としたガウンを羽織って帽子をかぶり、ニューヨーク大学の卒業証書を手にもち、後ろで家族が拍手喝采しているというイメージだ。(標準的な心理学テストによれば)楽観的な人ほど、明るい未来の出来事をイメージするときに、暗い未来の出来事の場合に比べ、これらのふたつの領域の活動が大きくなる。[26]

こうした知見から、重要な生物学的関係が明らかになっている――楽観性とうつとの結びつきだ。アメリカの実存心理学者ロロ・メイは、「うつ」とは未来を構成することができない状態を指すと言った。実のところ、臨床的にうつの人は未来の出来事について詳細なイメージを作り出すことが難しく、作っても悲観的な内容になりやすい。[27] そしてうつ病患者では、脳内のふたつの領域がとりわけ機能不全を起こしており、[28] その二領域が連絡し合う経路がとくに異常になっている。そのふたつの構造体が、扁桃体とｒＡＣＣなのだ。うつ病患者で異常になっているのと同じ神経経路が、健康な人では楽観性のバイアスをもたらす役割を果たしている。

私たちが健康で楽観的な考えをもつ被験者の脳で見出していた事実は、臨床的にうつの人の脳でよく見つかる活動パターンと正反対であることがわかったのだ。うつ病患者の場合、ｒＡＣＣが扁桃体の機能を適切に調節できない。その結果、健康な人は明るい未来へ向けたバイアスがかかっているのに対し、うつの人はありうる不幸を多少明確にとらえすぎる。[29] 重いうつ病患者は悲観的だが、軽いうつの人は、実は近い将来自分に起きるかもしれないことをかなり正確に予測する――この現象を「抑うつリアリズム」という。軽いうつの人に来月何が起きると思うかと尋ねれば、かなり正確な話をしてくれるだろう。自分の寿命や、ある病気にかかる可能性について訊けば、正確に見積もるだろう。もしかして、楽観性のバイアスがなければ、私たちはみな軽いうつになるのだろうか?

楽観性のバイアスは、私たちが幸せでありつづけるために不可欠な要素だ。未来を正確にとらえるとき、自分を幸せにしてくれるように思えるものがどれも、ずっと幸せにするものではなさそうだとよくわかっているとき、バラ色がかった眼鏡をはずして物事をもっとはっきり見るとき、人はうつに――臨床的にうつに――なっているのだ。

第6章
クロッカスが雪のなかから顔を出す？・物事がうまくいかないとき——うつと解釈と遺伝子

ショーンとフレッドというふたりの若者の話について考えよう。ショーンはシアトルで、ガールフレンドのフィービと犬のミスター・カットと一緒に暮らしている。フレッドはそこから五〇〇〇キロメートルほど離れたフロリダのマンションに、妻のサブリナと住んでいる。ショーンとフレッドにとって、人生は楽しい——ふたりとも企業弁護士として成功し、健康で、幸せな人間関係を築いている。一〇月初めのある日、ふたりは仕事の打ち合わせのために飛行機でパリへ向かう。別段珍しい出来事ではない。ふだんからふたりとも出張は多い。一週間後に彼らは、愛する人との再会に胸を躍らせながら帰宅する。ところがショーンが湖畔の自宅に入ると、何か様子がおかしい。すぐに、物がなくなっていることに気づく——フィービのクローゼットが大きく開けっぱなしになっていて、服が消えているのだ。彼はパニックになって家じゅうを歩きまわったが、彼女の本や靴、ＤＶＤ、カメラなどもなくなっているのがわかっただけだった。何もかも消え、残されたミスター・カットはソファーの上で悲しみと当惑の表情を浮かべている。偶然だがフレッドも、マンションへ戻ると似たようなことになっていた。ソファーの上に、彼はミスター・カットの代わりにサブリナからの手紙を見つける――センチメンタルな映画によくあるような別れの手紙だ。

言うまでもないが、どちらの男性もひどく動揺している。最愛の人が去ってしまった。それも、これまでふたりが昼メロでしか起きないと思っていたやり方で。続く二週間というもの、ふたりは惨めな思いにとらわれて過ごす。食べるのも、寝るのも、働くのもつらく、人付き合いや体を動かすことに興味がなくなる。ベッドから出られず、起こってしまったことを幾度となく思い返し、何がまずかったのか、ほかにどんなことができたのかと考えをめぐらす。パリへ行かなかったらどうなっていただろう？　頭のなかでさまざまな考えが渦巻いて、くたくたになる。

ショーンとフレッドの反応は正常だ。だれでも、失うことはつらい。失敗したり、拒絶されたり、捨てられたり、変化にさらされたりすることにも、対応するのは難しい。ショーンとフレッドはこうしたことをすべて経験し、その結果はもはや自分ではどうしようもないという事実のおかげで、状況はとくに痛ましかった。しばらくのあいだ悲しみに沈み、何も手につかず、絶望さえすることが、そうした場合に考えられる。彼らの示す振る舞い――それまでやりがいがあった活動への興味を失い、眠れなくなり、体重が減り、集中力が低下し、気分が沈み、否定的な考えになる――は、どれもうつの症状だ[1]。

こうした反応は適応のための機能だと主張する心理学者もいる[2]。私たちは一時的に自分だけの世界に引きこもり、精神力をつらい出来事の処理に集中させることで、心を癒すことができる。そしてすべてが納得できるまで、自分の振る舞いや他人の行為、その特定の結果に至った状況を調べ尽くす。それは人生の小休止だ――風邪をやっつけるのに必要な休養に似ている。風邪を引くと、たいていの人は一日か二日寝て過ごし、温かい飲み物やスープを飲んで、免疫系が風邪を退治するのを待つ。だが、ときには合併症を起こす。ただの風邪から重い病気になりやすいのは、高齢者や妊婦、持病のある人など、免疫系が弱っている人だ。そうでない人は、風邪を退治して健康な状態に戻れる。これと同じように、だれでもいつか喪失や逆境を経験し、たいていの人はまずショーンやフレッドのような反応を示す。ところが大多数の人がやがて失望や心痛から立ち直る一方、ときには逆境がきっかけで悲観的な精神状態が長引き、臨床的なうつを発症する人もいる。一生のうちでそういう経験をする人は、全体のおよそ一五パーセント[3]だ。うつ病の発症は、人生でストレスの多い特定の出来事にまできっかけをたどれることが多いが、必ずそうとはかぎらない。

このように事態を処理し思いめぐらす期間を経ると、ショーンやフレッドは強くなるのか、それとも弱くなるのか？　彼らは何を学びとっているのか？　過去や未来を、そして起きた出来事で自分が果たした役割を、どうとらえるのだろうか？　ここがふたりの分かれ道だ。フレッドは起きたことに対して自分を責める。サブリナに対して口うるさかったり頑固な態度をとったりしていたからだと決めつける。自分の理想が高すぎて、これではいつまでも人間関係がうまくいかないと思いはじめる。自分の人生はおしまいで、妥協ができないために恋愛関係が破綻するだけでなく、弁護士としてもだめになり、父親になっても不適格だろうと考える。フレッドによるこうした出来事の解釈の仕方は、「悲観的な説明スタイル」として知られている。否定的な出来事について自分を責め（「僕が彼女を追い払ったのだ」）、この状況が永久に続くと思い（「僕の人間関係はどれもうまくいかず、自分にはどうしようもない」）、ひとつの失敗からほかの人生の領域まで推断してしまう（「僕はひどい夫であるばかりか、弁護士としても友人としてもだめなやつだ」）[4]。

フレッドは自分の性格に問題があると思っており、そのために人生で否定的な出来事が避けられないと考えている。サブリナとの関係を修復できない現状が、未来全般への絶望につながる。結婚生活に失敗したということは、将来の恋愛もすべてだめになるということだ、とフレッドは考える。彼は悲観的になり、最悪の事態を予想するのだ。

ショーンは、同じ状況でもまったく違った解釈をする。確かに、自分とフィービはいつも意見が合っていたわけではない。確かに間違いは犯したが、人間だもの——ときにはしくじることもあるだろう。結局、フィービが意気地なしで、きちんとぶつかり合えず、自信もないから、現実に向き合うより逃げてしまったのだ。自分はもっと強くて信頼できるパートナーを探す必要があるだろう。このようにショーンは「楽観的な説明スタイル」という解釈を用いる(5)。彼は、自分以外の人が不都合な状況を引き起こしていると思い(「フィービは意気地がなくヒステリーを起こす」)、自分の状況は変わるだろうと考え(「別のパートナーが見つかるだろう」)、私生活の失敗をほかの領域へ広げて一般化しない(「それでも僕は弁護士として成功している」)。ショーンはフィービが去ったことを単独の出来事、つまり将来の人間関係(ほかの人付き合いや仕事上の関係)にまったく影響しない出来事と見るので、希望に満ちている。フィービが去るのを止められなかったかもしれないが、だからといって将来の人間関係も彼にはどうしようもないというわけではない。むしろ逆に、彼は大切な教訓を得たと考える。世の中のフィービのような人を避けていれば、自分はうまくいくと楽観的に考えるのだ。

もちろん、この出来事についてのフレッドとショーンの解釈はどちらも、完全に現実と一致するわけではない。どちらも、パートナーとの関係の破綻に対してなんらかの役割を担っていたにちがいない。きっとふたりとも将来また同じような誤りを犯すだろう。それでもショーンのほうが、惨めな気持ちを克服して元通りの活動ぶりに戻り、やがて新しい恋人を見つける可能性が高い。フレッドはそれに比べて立ち直るのが難しい。研究の結果、彼のほうがうつになる確率は高いことが明らかになっている。おびただしい数の研究から、(フレッドのような)悲観的な説明スタイルは臨床的なうつの危険因子だと示されているのである。うつの人は、否定的な出来事を、自分の落ち度であり、恒久的で、人生のあらゆる局面を包み込むものと考えやすい(6)。うつの症状を悲観的な説明スタイルに結びつける決定的要素は、予想である。悲観的な説明スタイルが未来に対して暗い予測を立て、暗い気分や無気力や絶望をうながすことによって、うつを引き起こすのだ。

ショック、ショック、ショック

楽観的な説明スタイルと悲観的な説明スタイルの概念は、心理学者のマーティン・セリグマンによって提唱されたものだ。セリグマンは、それより一〇年前におこなった研究の結果を説明しようとしていて、その概念を生み出した。一九六〇年代の半ば、セリグマンは若い研究者で、ペンシルヴェニア大学で動物の学習を研究していた。彼は、犬が事前に警告を受ければ嫌な状況を避けるように学習できるかどうか、調べようとしていた。そのためのアイデアは単純だった。まず犬に、ある音のあとに電気ショックが来ることを教える。次に、音がしてから柵を飛び越えれば電気ショックから逃れられるという選択ができるようにする。犬はその選択をするように学習するだろうか？

　セリグマンによるいまや有名な研究結果を示す前に、ちょっと頭の体操をしてみよう。あなたは空っぽの部屋の中央に座っている。壁には何もない――絵はかかっていないし、植物もなく、窓さえない。部屋にある家具といえば、自分が座っている椅子だけだ。突然、どこからともなく強い電気ショックを受ける。高電流が皮膚や筋肉や髪を走り抜ける。少しするとまた電気ショックが与えられ、その後も繰り返される。ここから逃げ出さなければ、とあなたは思う。ドアを開けよう――鍵がかかっている。通気孔は――狭すぎてだめだ。椅子の上に飛び乗る――電気ショックが来た。椅子から降りる――また電気ショック。もう一回、さらにもう一回。外へ出る方法がないし、何をしても苦痛を止められないようだ。壁を叩こうが、逆立ちしようが、床に横になろうが、電気ショックは続く。あなたはおびえてつらい気分で椅子に座っている。二、三時間後、理由はよくわからないが、電気ショックが止み、ドアがカチリと音を立てて開く。あなたはほっと息をついて外へ飛び出す。

　ところが、幸せは長く続かない。翌日、怖いことに、あなたはひとりでまた知らない部屋にいる。昨日と同じ部屋ではない――壁には絵がかかっており、床には灰色のカーペットが敷かれている――が、案の定、数分も経たぬうちに恐ろしい電気ショックが始まる。あなたはどうするだろう？

あなたの反応について、セリグマンの犬の話に戻りながら考えてみよう。先ほど書いたとおり、セリグマンは、犬が電気ショック（あなたが先ほど想像したようなもの）を警告音で予測するように学習したら、避けられるようになるのかを確かめたかった。そこでまず犬にハーネスをつけておき、音のあとに電気ショックを与え、それを二度、三度と繰り返した。ほどなく、犬は音がすると必ず悲しげな声で鳴くようになった。これは、電気ショックが来るとわかっていることを示している。ハーネスをつけられているあいだ、犬には電気ショックを逃れるすべがなかった。

次にセリグマンは、ハーネスを外して犬を箱に入れた。箱の壁は低いので、簡単に跳び越えられた。だが音を聞かせても、驚いたことに犬は何もしなかった。外へ跳んで出ようとせず、ただ床に横になり、うなるばかりだったのだ。セリグマンには、犬は音を耳にしたら電気ショックが来ると予想するように学習していたという確証があった。それではなぜ、警告音を聞いても犬は逃げようとしなかったのか？　どうなっているのかを知る手がかりはあった。前の実験でハーネスをつけていた犬だけが、次にハーネスを外したときも無気力に振る舞ったのだ。一方、前にハーネスをつけていなかった犬もいて、彼らはすぐに壁を跳び越えて電気ショックから逃れた。[7] 前にハーネスをつけていた犬は、また今度も嫌なことが起きるのを自分ではどうしようもないと思い込んでいるようだった。苦痛から逃れられる新しい環境に置かれても、逃げてみようとさえしなかったのだ。

犬の振る舞いには、よくある人間の状況に似た面がいくらかあった。犬が無気力で自信や探求心がなく、弱気で、悲しげな声で鳴き、何もかもどうしようもなさそうにしている様子は、セリグマンにうつ病患者を連想させた。犬もまさにうつ病患者と同様、あまり食べなくなって体重が落ちた。こうした共通点からセリグマンは、臨床的なうつが、結果を自分でコントロールできないと感じることによって引き起こされるのだろうかと考えた。うつの人は過去の経験からどうしようもないという無力感を示す振る舞いを学習した、という仮説を立てたのである。だからこそ、悪い結果を避けて良い結果を得ることができる状況でも、自分の運命を切り開こうとしないため、危害を避けて望ましい状況にできる可能性が低くなる。するとまたうつの症状がさらにひどくなる。セリグマンはこの自説を「学習性無力感理論」と名づけ、それがついにはうつを説明する有力なモデルとなった[8]。

さてここで、あの恐怖の電気ショック部屋へ戻ろう。もう一度、自分がそこにいると想像してほしい。あなたが灰色のカーペットの上にひとりで立っていると、また電気ショックを受ける。電流が体を駆け抜けるのを感じる。あなたはどうするだろう？　電気ショックが止むまで待つか？　それとも逃げ道を探すだろうか？

先ほどの仮説のシナリオによれば、ほとんどの人は、最初の部屋からは間違いなく逃げ道を探そうとするだろう。しかし、二番目の部屋からは逃げようとするだろうか？　それとも、二番目の部屋も最初の部屋と同じように、ドアは開かず通気孔は狭すぎて逃げられないと思い込むのか？　自分ではどうしようもないと学習し、電気ショックから逃れようとさえしなくなるのだろうか？　答えは人によりけりではないか。ならば、犬によりけりでもあるだろう。

　セリグマンの実験では、すべての犬が自分ではどうしようもないと学習したわけではないし、すべての犬にうつの症状が現れたわけでもない。前にハーネスをつけていて電気ショックを受けた犬でも、少数は、チャンスが与えられれば壁を跳び越えてうまく電気ショックから逃れた。人間のように、犬にも個々の違いが表れたのだ。そして一部の犬が無力感を学習しなかったのと同じく、（先述のショーンのように）一部の人は、ひどい打撃――愛する人の死、病気、失業、破産、つらい心痛――を経験しても、打ち砕かれた人生のかけらを集めて直し、また前へ進む。ショーンがセリグマンの実験の犬だったら、電気ショックの箱からいち早く跳び出していたにちがいない。自分の陥った状況がほかのすべてにも当てはまるとは思うまい。

　それとは正反対に、自分で止められない電気ショックを最初に受けていなくても、どうしようもなさそうにする犬も少数だがいる。セリグマンによれば、ハーネスをつけられて電気ショックから逃げられなかったという経験のない犬は、ほとんどの場合、最初の二、三回の電気ショックで箱からすぐに跳び出すようになった。一方で彼は、五パーセントの犬はそうではないことも明らかにした。そうした犬は、何もできず、これといった理由もなく訪れる苦痛を受け入れた。その受身の反応は、うつになりやすい人――フレッドのような人――の振る舞いに似ていた。

セリグマンは、フレッドのように考える人でも、ショーンのように考えられるようになると思っている。世の中のことを悲観的に受け取りがちな人であっても、楽観的な説明スタイルを学び使えるようになるというのだ[9]。そのためにフレッドはまず、嫌な出来事（これは簡単――サブリナが突然去ったこと）と、その出来事に対する自分の解釈（「サブリナが出て行ったのは僕のひどい性格のせいなのだから、僕が悪い」）と、この解釈がもたらす結果（「僕は惨めでどうしようもない。もう仕事で成果を上げることなんてできない」）を見定めなければならない。次に彼は、自分の解釈の証拠、いや反証を考え（「僕を愛してくれている友人はたくさんいる。彼らとはとてもうまくやっている。それなら僕の性格はそんなに悪くないはずだ」）、うまくいかなかった理由について別の解釈を考える必要がある（「サブリナとは人生の目標が違っていて、ふたりでよく話し合わなかった」）。そして最後にフレッドは、破局のもたらす影響を考え直し（「サブリナが去ったからといって、必ずしも僕がひとり惨めに死ぬことになるわけではない」）、だめになった関係から次へ進むことの利益を考えなくてはならない。フレッドがうまくこのステップをたどれば、新たな希望がわくのではないか。

訓練と対話療法によって人の認知スタイルを変えると、うつ病になる可能性が下がり、身体の健康も増進するという証拠はある。たとえば、ある研究でセリグマンは、悲観的な説明スタイルをもつ大学生たちを選び出した。次に、半数の学生に訓練セッションを実施し、楽観的な説明スタイルに順応するテクニックを授け、残りの学生（対照群）には訓練を施さなかった。一か月後、訓練を受けた学生は、対照群の学生に比べ、身体の病気を訴える報告が少なく、医者にかかった割合も少なかった[10]。

テニスボールの数

認知療法は、フレッドのうつの進行に対処するために選択できるひとつの手段だ。それに加えて、あるいは別の手段として、彼は抗うつ薬を使用することもできる（抗うつ薬を選択することになっても、何も特別ではない――およそ二七〇〇万人のアメリカ人がこの薬を服用しているのだ）[11]。フレッドが気づかぬうちに、抗うつ薬は最終的に彼の考え方――自分のまわりの世界を処理し解釈する方法――を、認知療法（セリグマンがおこなった、楽観的思考を学習する訓練など）とよく似たやり方で変える。では、抗うつ薬は人の知覚をどのように変えるのだろうか？

最も一般的に処方される抗うつ薬は、神経伝達物質セロトニンの働きを高める薬だ。神経伝達物質は、脳内のニューロン間の情報伝達を可能にする化学物質である。この物質は、二個のニューロン間のスペース（シナプス間隙《かんげき》という）に片方のニューロンから放出され、もう片方のニューロンの受容体に結合する。このニューロンをテニスに興じるふたりの子どもとし、神経伝達物質をボールと見なすこともできる。一方のウィリアムが、もう一方のヘンリーに向けてサーブをする。ボールがヘンリーのほうのコートに届かなければ、ウィリアムは走ってボールを取ってきて、サーブをしなおす。プロザックなど大多数の抗うつ薬は、選択的セロトニン再取り込み阻害薬（ＳＳＲＩ）だ。ＳＳＲＩの作用をこの架空の状況に当てはめると、ボールを取ってこようとするウィリアムの気持ちを抑えることになる（再取り込みという働きを阻む）。その代わりにウィリアムは、サーブを打つ番になると自分の袋から別のテニスボールを取り出す。その結果、一個でなくもっとたくさんのボールが、ウィリアムとヘンリーのあいだのコートに散らばることになる。なかには最終的にヘンリーに届くボールもあって、ヘンリーはそれを拾って自分の袋に入れる。

脳の話に戻ろう。ＳＳＲＩを服用すると、シナプス間隙のセロトニン濃度が増大し、シナプス後ニューロン（ヘンリーに相当）の受容体に結合できるセロトニンが増える。この薬が「選択的」なのは、ほかのドーパミンやノルアドレナリンなどの神経伝達物質ではなく、もっぱらセロトニンの働きに影響するからだ。誤解しないでほしいのだが、うつはただひとつの神経伝達物質がうまく働かないことによって引き起こされるわけではない。それどころかドーパミンもノルアドレナリンもうつに対して重要な役割を果たしており、実際にそれらの働きを標的とする薬もあるが、ＳＳＲＩに比べるとあまり多くは処方されない（ドーパミンと、報酬の期待に対するその関与については、第８章で詳しく論じる）。

多くの人は、抗うつ薬が人の気分に直接影響する——ごくりと飲めば、魔法にかかったように幸せになる——と思っている。だがそうではない。プロザックの説明書には書かれていないが、抗うつ薬の作用は、人の気分を変えるのでなく、認知バイアスを変化させるのだ[12]。

うつになりやすい人は、否定的な刺激のほうにバイアスがかかる傾向がある[13]。そういう人は、混雑したパーティー会場に入ると、おびえた表情や怒った表情をした人に近寄っていく。あとで彼らの記憶には、否定的な社交（だれかの白いドレスに赤ワインをこぼす）のほうが、肯定的な社交（しみのついた白いドレスの婦人と楽しい会話をする）よりも残っているだろう。彼らはまた、どちらとも言えない社交も否定的なものに分類する（彼女は心から会話を楽しんでいたのではなく、礼儀正しかっただけだ）。そんな否定的なバイアスをかけて情報を処理する結果、人生の経験を否定的に解釈してしまい、気分が落ち込み悲観的になる。

抗うつ薬はこのパターンを変えて、情報の肯定的な処理を回復させる[14]。うつ病患者は、薬を服用すると、明るい顔など、肯定的な刺激のほうに注意を向けるようになり、それらをよく記憶するようにもなる。最初から気分を明るくするわけではないが、数週間、良いことを多めに、悪いことや嫌なことを少なめに処理していると、世の中がもっと魅力的に見え、気分が明るくなる。知覚と注意と記憶の変化が、人の感情を強化して変えるには、時間がかかるのだ。このことが、抗うつ薬に気分を明るくする即効性がない一因となっている。うつの症状が目に見えて軽減されるのには数週間かかるのだ。

ほとんどの抗うつ薬が脳内のセロトニン濃度を変えることによって効能を示す事実を考えれば、二〇〇七年に一流雑誌『サイエンス』に公表された論文で、セロトニンの働きをコードする遺伝子によって、人がうつ病になる可能性を予測できることが明らかにされているのも意外ではないだろう⑮。その突き止められた遺伝子こそ、セロトニンをシナプス間隙から（あるいはテニスボールをコートから）除去するセロトニン輸送体をコードしている、セロトニン輸送体遺伝子である。この遺伝子には、長いタイプと短いタイプのふたつの対立遺伝子がある（個々の遺伝子には異なるDNA配列のタイプが存在し、それらを対立遺伝子という）。各遺伝子にはふたつの対立遺伝子が存在する。ある人が、セロトニン輸送体遺伝子の対立遺伝子として長いタイプをふたつもっているか、短いタイプをふたつもっているか、あるいは長いタイプと短いタイプをひとつずつもっているかによって、セロトニン輸送体の表現の仕方と働きが決まり、その結果セロトニンそのものの働きも決定される。短いタイプの対立遺伝子をもつ人では、セロトニン輸送体はあまり効率よく働かない。そうした人はうつのなりやすさも二倍だ――ただし、それは失業や離婚、破産、健康問題のような大きなストレスがかかる人生の出来事を経験した場合にかぎられる[16]。言い換えれば、セロトニン輸送体の効率が悪いからといって、その人のうつのなりやすさをただちに高めるわけではないのである。むしろ、ストレス要因に対する抵抗力を弱めるので、人生の低迷期を乗り越えにくくする（弱い免疫系をもっているのとよく似ている）。

つらい出来事に対してうつの症状を呈するのは、人間だけではない。前にも示したとおり、セリグマンの実験で、犬は自分ではコントロールできない電気ショックを受けたあと、うつのような振る舞いをした。セロトニンの働きをコードする遺伝子と抑うつ行動との結びつきも、人間特有のものではない。セリグマンは犬の唾液を取って遺伝子構成を調べることはしていないが、ほかの人間以外の動物の研究で、セロトニンの働きとうつとの関係が進化の梯子《はしご》をずっと下りる――はるか小型のネズミであるマウスにまでさかのぼる――ことが示されている。

マウスと私たちヒトという種は似ても似つかない、と思うかもしれない。うつのように複雑な病気、つまり人間のもろさの本質を表すと大半の人が考えるような病気について、いったい何をマウスが教えてくれるのだろう？　マウスと人間には違うところがたくさんある。マウスは小さいし、長いしっぽととがった耳をもち、大型の鳥に食べられてしまうことも多い――こんなことは人間にはまず起きない。マウスが自分の生きる意味について思いをめぐらしたり、失恋にくよくよしたりするとは考えにくい（もっともこの哺乳類は、人間と同様、真夜中にキッチンで残り物をあさっていることがよくある）。これほど違うのに、マウスは人間にきわめて近い実験動物として、比較的容易に遺伝子操作に利用できる。遺伝子操作をされたマウスは、「ノックアウトマウス」と呼ばれる――なんらかの遺伝子のスイッチが「オフ」になっているのだ。科学者は、特定の遺伝子を働かなくしたマウスの一群を作り、遺伝子操作をしていないマウスの一群との行動の違いを調べることができる。このようにして、その遺伝子が影響する特定のプロセスを突き止められるのだ。

じっさい、セロトニン輸送体遺伝子の役割を調べるために、その遺伝子を損傷させたマウスの一群が作られた。当初、それらのノックアウトマウスは、対照群のマウス（遺伝子操作のされていないマウス）とどこも違うように見えなかった。ところが、マウスをストレスの多い環境に置くと、違いが現れ出す。ノックアウトマウスのほうが、ストレスに対し、行動の面でも生理機能の面でも強い反応を示したのだ。よりおびえた振る舞いを見せ、ストレスホルモンの濃度も高かった[17]。

遺伝子操作されたマウスを研究するのは、この小動物について知るためではない。むしろ、科学者がマウスの遺伝子をいじるのは、人間について何かを知ろうと思ってのことだ。人間も、セロトニンが効率よく働かないと、ストレスの多い状況で強い生理的反応を示すのだろうか？　答えはイエスである。脳画像研究の結果、短いタイプの対立遺伝子をもつ人のほうが、おびえた顔や怒った顔に対し、また嫌な言葉（「ガン」など）や物騒な写真（切断された手足など）に対して、扁桃体の活動がより高まることが明らかになっている。[18]なぜ短いタイプの対立遺伝子をもつ人の扁桃体は、ストレスの多い出来事に対して過剰に反応するのだろうか？

扁桃体は、脳の奥深くにあって感情の刺激を処理する構造体だ。そして、この刺激に対する生理的反応にもかかわっている。扁桃体の活動は、前頭葉のいくつかの部位、とりわけ前帯状皮質（ＡＣＣ）によって調節されている。[19]セロトニン輸送体遺伝子の短いタイプをもつ人の場合、ＡＣＣと扁桃体の接続が弱まっている。これは、ふたつの構造体のあいだの連絡があまりうまくとれていないことを意味する。その結果、扁桃体に生じる恐怖反応やストレス反応の軽減にＡＣＣがあまり効果を及ぼさなくなる。このことは、前は必要だったような恐怖反応がもはや適切でなくなったときに、とくに問題となる。たとえば、あなたが電気ショックの部屋に戻されたら、恐怖と不安の反応を示すにちがいない。今にも電気ショックが来るのではないかと予想するからだ。脈が速くなり、額から汗が流れ落ち、頭はただひとつの考えに乗っ取られる――いつ電気ショックが来るのか？　一〇分経っても電気ショックが来なければ、あなたは落ち着きはじめるだろう。一時間後には、あなたはすっかりくつろいで、鼻歌を歌い、夕食は何だろうと考えるのではないか。これは「恐怖の消失」——以前は恐ろしいものだったが今はそうではないということを学習するプロセス——として知られている。恐怖の消失には、ACCによる扁桃体の活動の調節が必要となる。ACCと扁桃体との接続は、短いタイプの対立遺伝子をもつ人で比較的弱まっているので、そうした人は恐怖をあまり消すことができない。すると、不安が高いレベルのまま残りやすく、うつなどの気分障害を起こしやすい。

　うつは、ただひとつの神経伝達物質の働きの問題によって引き起こされる病気ではないし、脳内のひとつかふたつの構造体の欠陥にかかわる病気でもない。ほかの多くの心の病気と同様、うつはシステムの障害を映し出している。このシステムには、脳内で海馬（記憶において重要な役割を果たしている）や線条体（運動機能、報酬の処理、苦楽の予想に関与する）といった本書で論じている部位のほか、視床や手綱《しゅこう》など、そこまでは私が注目していない部位も含まれる。うつ病患者には、これらの部位の異常な活動や、部位間の連絡の途絶がよく見受けられる。それでも、うつの治療には、たったひとつの部位を標的にすれば十分な場合もあることがわかっている。[20] ただひとつの脳領域を変化させるだけで、それとつながっているさまざまな構造体の働きを変えることができるのだ。

医師は脳内の標的とする部位の働きをどうやって変えることができるのか？　その答えは、脳深部刺激療法である（第8章で簡単に取り上げる）。この手法は侵襲性［訳注：侵襲とは生体への器具の挿入や切開をおこなうことを指す］で、患者の脳に電極を埋め込み、脳組織に高周波の電気刺激を与えるものだ。電極は、ふつう患者の鎖骨近くに埋め込まれる小さなバッテリーパックにつながっている。システムの制御は体外の装置によるので、スイッチのオン・オフで電気刺激を与えることができる。

脳深部刺激療法は、パーキンソン病の治療法としてよく知られている。ところがうつ病の治療では、比較的少数の患者にしか試みられていない。現在エモリー大学に在籍するヘレン・メイバーグは、トロント大学で研究していたときに、同僚とともにこの治療法を開発した。どうしても治したい重度のうつ病患者を治療しようとしていたのだ。こうした患者は、それ以前にさまざまな治療（心理療法、抗うつ薬、電気ショック療法など）を試みていたものの効果が得られていなかった。メイバーグが考えたのは、うつ病患者の脳で一様に異常な機能を示していた領域――ACCの一部である膝下《しっか》帯状皮質――を直接標的にするというアイデアだった。

メイバーグ自身が公言するとおり、どうなるかは彼女にも予想がつかなかった[21]。こうした患者で、脳のこの領域を手術した前例はなかったのだ。幸いにも、彼女が見出そうとしていたものは、何よりも期待に勝るものだった。最初に手術した患者は、重いうつ病を何年も患っていた女性だ。患者の頭を金属製フレームに固定し、しっかり動かないようにしたうえで、神経外科医が彼女の脳に小さな穴をふたつ――左右両側にひとつずつ――あける。患者ははっきり目を覚ました状態で、小さな異物が自分の脳に挿入されるところだとわかっていたが、何も感じられなかった。手術中は、認知機能と運動機能を監視できるように、患者の目を覚ましておく必要がある。医師たちは、患者が正常に話せ、医師の顔がわかり、手足の指を動かせることを確かめておかなければならなかった。そしてまた、患者が何を考え、どう感じているかも知ろうとしていたのである。

外科医は電極を両側の穴から挿入し、膝下帯状皮質の白質線維に到達させた。それから微弱な電流を流す。これが決定的な瞬間だった。白質線維の刺激によって、患者の認知に変化が起きるのか？　彼女の気分を変えてしまうのか？　手術室の医療チームは固唾《かたず》をのんで見守った。すると……何も起きなかった。患者は何も気づかなかった。だが、何もかも失敗に終わったわけではない。二個の電極は何度か脳に触れ、最初の接触ではそれとわかる変化が起きなかったが、二回目の接触では大成功を収めた。外科医は、二回目の接触では中くらいの電流を流した。

「先生、今、何かしましたか？」患者は言った。「穏やかな感じというか安心感を強く覚えます。とても言い表しにくいんですが、春が来て最初の日に、クロッカスが雪のなかから顔を出しているみたいな」。その言葉がメイバーグの注意を引いた。「なんですって。クロッカスが見えるんですか？」彼女は尋ねた。「いえいえ。こういう感情、こういう穏やかで喜ばしい気分になるものを思いつこうとしているんです」患者は答える。数年後にメイバーグは、「まるで、春になって外を歩き花を見つける最初の日を彼女が実感していたかのようでした。生まれ変わるような感じ、春の始まりです。本当に見事で詩的な言葉でした」と回想している[22]。すべての患者がこの患者ほど詩的だったわけではないが、メイバーグは、大半の患者で感情の変化を観察することができた。この変容は、患者たちの表情に見て取れた。二回目の接触で電流が流れると、不意に患者たちの表情が緩んだのである。ある患者はそれを、内心の惨めさから外部の人や出来事へ注意をそらすことができたと表現した。

患者たちが味わったのは幸せになる感覚ではない、とメイバーグは強調する。むしろそれは、コントロールを取り戻す感覚だった。手術の前は、感情をコントロールするシステムが、メイバーグいわく「乗っ取られていた」。脳深部刺激療法を受けたあとは、乗っ取りから解放され、穏やかで安心した状態になった。「この特定の場所に流すこの微弱な電流に、システムをきちんと平衡に戻す何かがあるのです」と彼女は言う[23]。メイバーグの患者たちでは、皮質下の感情の処理システムとそれを監視する前頭葉とのあいだで効率的なやりとりが回復すると、うつが治った。メイバーグはそうして自分の患者の三分の二をうまく救い、その効果は長続きした。

興味深いことに、私は同僚とともに楽観性について調べていて、メイバーグが標的にした脳領域の活動をもとに、私たちの被験者の楽観性の度合いが予測できることを見出した[24]。楽観性について最初に私たちがおこなった脳画像研究を覚えているだろうか。その結果によれば、健康で楽観的な人のACCと扁桃体との接続が強まるのは、将来について嫌な出来事（財布をなくすなど）よりも、楽しい出来事（天気の良い日にフェリーに乗るなど）を思い浮かべたときだった[25]。そのためうつは、ACCと扁桃体との接続不良（またそれによる感情のコントロール能力の低下）や、不快な刺激への意識が高まることとかかわりがある。一方で楽観性は、ACCと扁桃体との接続の強化（その結果、感情のコントロールが効率的になる）や、快い刺激への意識が高まることとかかわりがある。ここで、うつが、短いタイプのセロトニン輸送体遺伝子とも関係していることを思い出してもらおう。ならば、楽観性は長いタイプの対立遺伝子と関係しているのだろうか？

実は、いくつかの研究で、長いタイプの対立遺伝子をふたつもつ人は楽観的になる傾向があることが示されている。そうした人は、楽観性の形質の尺度で高得点を挙げ[26]、人生の満足度も高く[27]、また心理学者のイレイン・フォックスがエセックス大学でおこなった研究によると、物事の明るい面に目を向ける傾向がある。フォックスは、実験で被験者に肯定的な刺激を与える写真（微笑んでいる人やアイスクリームなど）や否定的な刺激を与える写真（しかめ面の人や虫など）を、どちらでもないふつうの写真と一緒に見せた。すると、長い対立遺伝子をふたつもつ人は、ふつうの写真よりも肯定的な刺激の写真に注意を向けやすく、否定的な写真には注意を向けにくいことがわかった。フォックスは、このバイアスには、人々が人生の否定的な面をはっきりととらえないようにし、人生のバラ色の面をとらえる傾向を強くする効果があると結論づけた。この肯定的なバイアスは、短いタイプの対立遺伝子をひとつまたはふたつもつ被験者には見られなかった[28]。

確かに、惨めな気分になりやすいか、高揚しやすいかは、部分的に遺伝子によって決まるが、取り巻く環境や、健康状態や、各自の経験にも（またそのほかの多くの要素にも）左右される。これら全部の組み合わせで、最終的にうつを引き起こすこともあれば、逆にうつから私たちを守ってくれることもある。

第7章

なぜ日曜日より金曜日のほうがいいのか？

予想の価値と恐怖のコスト

一一九・五秒。それが、完璧な一パイント《パーフェクト・パイント》［訳注：一パイントは約五七〇ミリリットル］のギネスビールを注いで出すのにかかる時間だ[1]。まず、グラスをサーバー注ぎ口の下でちょうど四五度傾けて構える。次に、有名な二度注ぎだ。全体の四分の三まで注ぎ、落ち着くまで静かに置いておく。クリーミーな泡になって落ち着いたところで、今度はグラスいっぱいまで注ぐ[2]。二度注ぎの作法のルーツは、このアイルランドの黒ビールが、樽から直接注いで出されていたころにまでさかのぼる。バーテンダーは、グラスの四分の三まで古いスタウトを注ぎ、そのまま置いておく。客がやってきてギネスを注文すると、バーテンダーは新しいスタウトでグラスのふちまで満たすのだ[3]。最近では、一パイントのギネスはもう古いスタウトと新しいスタウトの混合ではないが、二度注ぎの伝統は残っている。それどころか、今も義務である。ギネス社が定めた「パーフェクト・パイント・トレーニングプログラム」によって、世界のどこでギネスビールが出されても、二度注ぎのテクニックを用いてクリーミーで完璧な泡ができ、その厚さはおよそ三分の一インチから半インチ［訳注：一インチはおよそ二・五センチ］であることが保証されているのだ[4]。二度注ぎのテクニックが長年にわたり受け継がれているのは、単にグラスに泡がいっぱいになりすぎないようにできるからだろうか？　まったく違う。慎重に一一九・五秒注ぐことによって、はるかに重要なものが生み出される。ギネスを味わううえで人によっては最も大事な要素だと思うもの――期待――が生まれるのだ。

一九九四年一一月、ギネス社は、その冷えたビールが落ち着くのを待ちこがれるときの、高まる興奮を劇的に表現するコマーシャルを流して、たぐいまれな大成功を収めた。「期待」と題されたそのテレビ・コマーシャルは、バーテンダーがひとりの客に一パイントのギネスを注ぐあいだ、その客がわくわくして踊りまわっているだけのものだ。それでもこの六〇秒のコマーシャルとそれに続くキャンペーン――「いいことは待つ人に来る」――には大きなインパクトがあった。ギネスの売り上げはうなぎのぼりとなり、ブランドとしての認知度が一気に高まったのである。

期待の価値

ギネス社のマーケティング担当者がうまく利用したのは、人間の本性にあって見過ごされがちな核心的要素――じっくり味わう喜び――だ。良いことを期待するほうが、実際に経験するより楽しく思えることもある。もうすぐ訪れる休暇のことを空想しながら幸せに過ごす時間を考えてみよう――飛行機に乗ってもいないうちに、払った金に見合うものを得ているのだ。あるいは、待ち遠しいデートの準備をしながら、ありとあらゆる未来のシナリオが頭をよぎるときの高ぶる気持ち、ハロウィーンや誕生日の前の数週間に子どものころ覚えた胸の高鳴り、愛する人と再会する前の浮き浮きした気分を考えてもいい。まだいくらでも例を出せる。

人はみな、期待する喜びを感じているのに、何かを決める際に期待の価値をはっきり考えることはめったにない。どれだけの人が、「ヴェネチア旅行を楽しみに待つ数週間のことを考えたら、週末の海外旅行に一〇〇〇ドルというのも高すぎはしないと思う」などと言ったことがあるだろう？　期待そのものが満足のもとになるとは信じられないかもしれないが、私たちの行動は、それを信じていることを示している。次のシナリオをよく考えてみよう。あなたの誕生日プレゼントに、愛するパートナーが、あなたの大好きなバンドのコンサートチケットを買うことにした。バンドは数週間町にいる予定だ。「いつ行きたい？」パートナーが尋ねる。「チケットは今夜でも、明日の晩でも、二日後、五日後、それから来週のぶんでもとれるけど」あなたはどの日を選ぶだろうか？

選択肢が与えられると、人は良いことの機会をすぐに手に入れるのでなく、少し待つほうを選ぶものだ。たいていの人は、コンサートへすぐに行くよりも、数日後に行くほうを選ぶだろう。カーネギー・メロン大学の経済学者ジョージ・ローウェンステインがおこなった調査では、大学の学部生に、自分の好きな有名人にキスしてもらえるならいくら払うかを訊いた。[5] 有名人Xからの情熱的なキスを想像しよう（Xはあなたが埋める。アンジェリーナ・ジョリー？ ブラッド・ピット？ パトリック・デンプシー？ ユマ・サーマン？）。そんな難しい決断をしてから、その人にキスしてもらえるなら払ってもいい金額を、キスが今すぐ、あるいは一時間後、三時間後、二四時間後、三日後、一年後、一〇年後の場合について、それぞれ書いてみるのだ。

ローウェンステインは、平均的な人が有名人にキスしてもらうとしたら、今すぐより一年後のほうに多くの金を払おうとすることを見出した。すぐにキスしてもらうと、期待する時間はゼロになる。待つあいだの楽しみ――どんなキスかを想像し、どこでどのようにされるのかと考えて味わう喜び――を、あきらめることになるのだ。ところが、一週間後にキスをすると思えば、やがて訪れるその出来事に何度も思いをめぐらすことができる。考えるたびに、つかの間の喜びが生じる。学生たちは、三時間後より一年後にキスしてもらう場合のほうに、やや多く金を払いたがりさえした。それでも一〇年は待とうとしなかった。自分の欲求の対象が、一〇年後も魅力的だとだれにわかるだろう？ 最も好まれた待ち時間は三日で、これは期待する楽しみと衝動とのバランスがとれるところを示している（衝動性の果たす役割については、本章でのちほど触れる）。

報酬をすぐ手に入れるのでなく待つことにするのは、人があとで起こりうる出来事を考えることによって楽しみを得るものだという事実を示唆している。たとえ現状が嫌でも（金曜日の夜遅くまで職場で働いているなど）、明日から週末だと思うだけで幸せに感じられる。じっさい、人々に曜日を好きなほうから順に並べさせると、金曜は平日で日曜は休日なのに、金曜を日曜より上にする。(6) 遊ぶよりも仕事をしたいのだろうか？ そうとまで言えまい。土曜も休日だが、金曜と日曜のどちらよりも上に位置づけられているのだ。

ではなぜ、人は日曜より金曜のほうが好きなのか？ 金曜は、保証——明日から週末で、予定していたもろもろの活動（あるいは休息）ができる保証——をもたらすからだ。日曜は、休日だが、期待する喜びはもたらさない。それどころか、公園でピクニックをしたり街を散歩したりしていても、そうした行為の楽しさが、明日から仕事の一週間だと思うと台無しになる。私たちの感情の状態は、良いものであれ悪いものであれ、現在の世界が引き起こす感情と、未来の予想がもたらす感情の両方によって決まるのだ。

恐怖のコスト

別のシナリオを考えよう。あなたは年に一度の検診のために歯科医院へ来ている。歯医者はあなたの歯を調べ、あいにく歯根管治療《しこんかん》が必要だとの判断を下す。あなたのあとに予約を入れている患者はいないので、歯医者はすぐに処置に取りかかれる。だが一方で、治療の予約をその日の午後の遅い時間か、翌週に入れてもいい。あなたはどうするだろう? たいていの人は、嫌なこととなると、できるだけ早く終わらせるような選択をする。理由は簡単。苦痛が予想される恐怖は避けたがるのだ。心配したり恐れたりしながら過ごすのでなく、すぐに苦痛を味わっておしまいにしようとする。

事実、ローウェンステインの調査で被験者の学生たちに、今すぐ、三時間後、二四時間後、三日後、一年後、一〇年後に一二〇ボルトの電気ショックを受けるとして、それを避けるためならいくら払ってもいいか、それぞれの場合について尋ねたところ、一〇年後の電気ショックを避けるための額が最大という結果になった。それればかりか彼らは、一〇年後の電気ショックを避けるためには、今すぐ受ける電気ショックを避けるための額のほぼ二倍払ってもいいと答えた(7)。別の研究では、電気ショックが実際に与えられる場合、一部の被験者は恐怖を避けたいあまり、小さくて痛みの少ない電気ショックをあとで受けるよりも、大きい電気ショックをすぐに受けるほうを選んだ(8)。

この決断は不合理に思えるかもしれない。従来の経済学の理論家なら間違いなく不合理だと主張するだろう。古典的な意思決定のモデルによれば、人間は期待される効用を最大限に高めようとする合理的な行為者だ(9)。「効用」は経済学用語で、事物の相対的な好ましさ、あるいはその事物から得られる満足を指している。電気ショックは好ましいものでも満足できるものでもない。だから私たちは、一（まったく痛くない）から一〇〇（痛すぎて死んだほうがまし）までの尺度で、一二〇ボルトの電気ショックが四〇ぐらいだと予想し、それを避けるために一〇〇ドル払ってもいいと思うとしたら、今すぐ受ける電気ショックを避けるのにも一〇〇ドル、一〇年後の電気ショックを避けるのにもやはり一〇〇ドル払おうとするはずだ。どちらの場合も電気ショックは同程度に痛いと予想されるからである。ではここで、あなたが今日の電気ショックを避けるのに一〇〇ドル払おうとし、一〇年後の電気ショックを避けるのに二〇〇ドル払おうとするとしよう（どちらの場合も、予想される痛みは、先ほどの尺度で同じ四〇なのに）。これは合理的な行動に反する。いや、そうだろうか？

古典的な意思決定の理論で説明できないのが、恐怖がもつ否定的な価値だ（多くの現代の経済理論でもまだ説明できない）。予期というものを考慮に入れれば、先ほどの行動は完全に合理的に思える。確かに、一二〇ボルトの電気ショックによる痛みは、今受けるにしろ一〇年後に受けるにしろ四〇ぐらいと考えられ、どちらも避けるために払う価値がある額はおよそ一〇〇ドルだ。しかし、一〇年間電気ショックを予期しつづけることによる苦痛を考えなくてはならない。一〇年間の恐怖を避けるためなら、さらに一〇〇ドル払う価値があるかもしれない。ならば、未来の嫌なことを避けるために二倍払おうとするのも完全に合理的と言える。今すぐ電気ショックを受けるとしたら、将来起こりうる悪い結果について考える時間はないし、迫り来る電気ショックのことが頭に浮かぶたびに胃が縮むような思いをしなくてよくなる。

現在の嫌な出来事を避けるためよりも、未来のそれを避けるために払う額を多くすることが合理的なだけではない。そうしないのは愚かなのだ。望ましくない出来事を予期することで心身の健康に及ぶ悪影響は、実際にその出来事を経験して受ける影響よりひどい場合がある。この現象は、一九七〇年代の半ば、アメリカのふたつの工場の従業員で実際に観察されている。ひとつは大都市圏に、もうひとつは人口三〇〇〇人の農村にあった工場である。前者は、塗料メーカーの工場、後者は、卸売り業者や小売り業者向けの陳列用備品の工場だ。ふたつの工場の従業員は、機械のオペレーター、実験助手、出荷部門の事務員、組み立てラインの作業員、工具・金型の作業員だった。彼らはそれぞれの工場で平均して二〇年働いていた。悲しいことに、どちらの工場も閉鎖が決まり、従業員はすべて職を失おうとしていた。

数か月間、従業員はまもなく解雇になるのを承知で働くことになった。それまで二〇年にわたりほとんどの時間を過ごしてきた職場を失うと思うのは、大きなストレスだった。不安をもたらした要因は、主に、今後の状況の不確かさだった。失業したらどうやって切り抜けるか？別の仕事が見つかるだろうか？

工場閉鎖の前と後に従業員を調べた研究者らは、従業員の体調の悪い日が、工場閉鎖後の失業期間よりも工場閉鎖前に多かったことを見出した[10]。失職を予期することで生じる不安が、彼らの健康と幸せを損なったのだ。皮肉にも、失業すると彼らはそれまでより元気になった。仕事がなくて暮らしはどうなるかという不確かさが消えた。すると不安が減り、新しい仕事がどうなるか漠然と心配するよりも、仕事を探すほうに注意が向けられたのである。

落ちることを予期すると、受ける衝撃が変わる

数年前、友人からサプライズの誕生日プレゼントをもらった――タンデムスカイダイビングだ。はっきり言って、それまで空中で飛行機から飛び降りることに少しでも興味を示したことなどなかった。上空五〇〇〇メートルから落下し、時速およそ二〇〇キロメートルに達するなど、決して私の願望リストには載っていなかった。なのに、まさにそれをする羽目になっていたのだ。

友人は最初、スカイダイビングを完全にサプライズにするつもりでいた。まず私をニューヨ

ーク州北部の牧場に連れて行き、そこにダイビングスクールがあるので、私の誕生日プレゼントが明らかになる、という手筈だ。しかし友人はよく考え、飛行機から飛び降りるという考えにあらかじめ私を慣れさせ、心の準備ができるようにしたほうがいいだろうと判断した。このため、そのサプライズは実行の三日前に明らかになった。きたるべきジャンプについて考えるのに、七二時間が与えられたわけだ。個人的な好み次第で、この七二時間はわくわくする楽しい時間にも、ただただ恐怖の日々にも思える――私の経験は後者だ。死刑宣告が頭にこびりついたまま、私は街を歩きまわった。そしてインターネットに助けを求めた。

グーグルで「スカイダイビング」と「死亡」という言葉を入れて検索すると、毎年アメリカではスカイダイビング中におよそ三〇人が亡くなっていることがわかった。この数字は、初めは大きく見えるかもしれないが、アメリカ国内のスカイダイビングで年間二五〇万回のジャンプがなされていることを考えれば、実のところ割合としては少ない。さらによく調べると、タンデムジャンプ（インストラクターとつながった状態でのジャンプで、私がする予定のもの）による死者や重傷者は、とりわけまれだった。これは心強かった。私はストレスたっぷりで予期する三日間を過ごしたものの、そのおかげで怖い出来事にかんする知識を得た。自分で集めた情報によって恐怖が減り、ダイビングの体験をより楽しめるようになったのだ（そう、確かに結局はアドレナリンがどっと出るのを楽しむことになった）。

さてここで、グーグルがまだなかったころに、こうしたことがあったとしてみよう。スカイダイビングについての情報がまったく集められなかったとしたら――ジャンプしたことのある人や、その体験について何か知っている人にまったく出会えず、統計データもいっさい手に入らなかったとしたら――どうなるか考えよう。私は最悪の事態を思い描いて不安な三日間を過ごしていたはずだ。もちろん、起こりうる嫌な出来事を予期するのは不愉快だが、それはその出来事自体の経験の仕方にも影響を及ぼすのか？　歯根管治療を怖がると、治療はよりつらいものになるのだろうか？　電気ショックを恐れると、苦痛は増すのだろうか？

二〇〇六年に『サイエンス』誌に公表された神経画像処理の研究によれば、そうした影響はあるようだ。そこでは、迫り来るショックを恐れる人は、それを待つ時間が長いほど、実際に受けるショックをひどく感じると報告されている[11]。言い換えれば、歯根管治療がひどく不安なら、できるだけ早く治療を受けたほうがいいということだ。不愉快な想像をせずに済むだけでなく、一週間後より今のほうが味わう苦痛も少ないらしい。興味深いことに、ショックの前に味わった恐怖が多いか少ないかによって、ショックを実際に受けているときの脳の活動は変化しなかった。恐怖が増すと脳の「ペインマトリックス」の活動が高まったのは、ショックの前だけだったのだ。ペインマトリックスとは、痛みの経験のさまざまな要素の処理にかかわる脳領域のネットワークを指す。このネットワークには、痛みの身体的な要素に反応する体性感覚皮質や、感情の処理にかかわると考えられる扁桃体や吻《ふん》側前帯状回などの領域が含まれる。

ショックをひどく恐れる人は、それを予期するあいだ、通常身体的な痛みの強さを処理している脳領域（体性感覚皮質など）で、活動が高まった。つまり、ショックを予期することと、ショックそのものに、脳は同じように反応したのである。予期する際に、実際の痛みの経験を模倣《もほう》しているようだった。恐怖心の強い人では、痛みに向ける注意を調節すると考えられる領域の活動も高まっていた。これは、予期した痛みの身体的な要素に向ける注意を、恐怖が高めたことを示唆している。嫌な出来事を予期して、通常身体的な痛みの経験を処理している脳領域が活性化するのなら、苦痛を感じる出来事を予期すると、実際にその出来事を経験するのと同じように幸せに悪影響を及ぼすとしても、まず意外ではない。

これと同じように、楽しい出来事を予期すると、実際に楽しい出来事を経験しているときに働く神経系が活性化するらしい。たとえば、私が同僚とともにおこなった研究では、人が将来の休暇のことを想像すると、線条体――食べ物やセックスや金銭など、実際の報酬にも反応する脳領域――が活性化することが明らかになった。[12] これはもちろん、休暇や肉汁たっぷりのチーズバーガーを想像することが、実際にビーチにいたりハンバーガーを食べていたりするのと変わりないという意味ではない。それでも時として、ハンバーガーのことを考えて得られる喜びは、ハンバーガーにかぶりつくときに感じる喜びに近いものとなる。

どのハンバーガーも平等なわけではない。レタスとチーズを挟んだハンバーガーのほうが、パティだけのぱさぱさのハンバーガーよりおいしく味わえるのではないか。また、空腹のときのほうが満腹のときよりおいしく感じそうでもある。だがこうした違いは、ハンバーガーを食べる出来事を予期するだけのときに問題になるだろうか？　予期することをどれだけ楽しく感じるかは、何によって決まるのだろう？

いくつか決定的な要素がある。[13]第一に、ハンバーガーがおいしいと期待されるほど、予期することによる喜びも大きくなる。グリーンサラダと豆を食べる予定なら、食事を予期して得られる楽しみは大きくないだろう（もちろん、グリーンサラダと豆が大好きなのではないとして）。第二に、出来事をありありと想像できるほど、それを予期する喜びも大きい。ハンバーガーの匂いや食感も含めた具体的なイメージが描けなければ、食べるのを予期してもあまり楽しくないだろう。第三に、出来事がどれほどの確率で起きると考えているかは、その出来事を予期する楽しさの程度に影響する。職場から外へランチを食べに出るチャンスがないと思えば、その手に入らないハンバーガーを想像しても大して喜びは得られまい。最後に、時間も重要だ。ランチタイムが近いほど、もうすぐありつける食事にわくわくする気持ちも高まる。

同じ説明は、嫌な出来事を予期するときにも当てはまる。歯根管治療を予期するときの恐怖の大きさは、その治療がどれほど痛いものと考え、ドリルの音や振動をどれだけ克明に想像でき、その治療が必要な可能性はどのぐらいで、いつ治療することになると思うかによって決まるのだ。*

ギネスビールを待つあいだ踊る客についてまた考えてみよう。この客はビールが半分注がれたグラスを見て、「半分入っている」という明るい見方をするか、それとも「半分空っぽ」という暗い見方をするか？　この客が「半分入っている」と考えるタイプなら、予期することで得る楽しみはより多くなるだろうか？

楽観性のバイアスは、本質的に、私たちが良い出来事の起きる可能性を過大評価し、悪い出来事の起きる可能性を過小評価しやすいという傾向のことだ。だがそれで話は終わらない。楽観的な人は、未来の良い出来事を悪い出来事より鮮明かつ詳細に想像でき、近い将来に起こるように考える。だから楽観的な見方が強い人ほど、良い出来事を悪い出来事に比べ、より近い将来に、より高い確率で起きることとして、より詳細まで想像しやすい(14)。このように、楽観性が変化させる要素は、予期の価値に影響を及ぼす要素と同じだ。すなわち、予想する内容の楽しさ、鮮明さ、出来事までの時間、そして出来事が起きる確率である。

きれいな泡の立った一パイントのギネスを飲むといった好ましい出来事の場合、楽観的な見方をすると、（a）早めにありつける期待を増し、（b）グラスの冷たい感触や中身の滑らかなのどごしについての想像力を高め、（c）このビールが手に入る可能性をより高く見るようになって、待つ楽しみが大きくなる。一方、悲観的な人は、このビールをなかなか鮮明に想像できず、バーテンダーが出してくれるまでずいぶん時間がかかりそうだと思い、売り切れになってしまうのではないかとも心配する。この悲観的な客は、ようやく目の前に差し出されたギネスをおいしく味わうかもしれないが、飲むまでの一一九・五秒の楽しみをなくしていて、待つあいだパブで踊りまわりそうにもない。

同じことは失業のような悪い出来事でも言える。楽観的な人は、解雇される可能性を低めに見積もり、そのシナリオを細かく思い描くことはなかなかできず、それが起きるとしてもはるか遠い未来だと予想するだろう。その結果どうなるか？　恐怖や不安やストレスが軽減されるのだ。一方、悲観的な人は、自分が次に、ともすれば明日にでも解雇されると思い込み、ぞっとするようなあれこれまですべて想像するだろう。解雇を（されないかもしれないのに）予期するというのは、単に不快であるだけではない。ストレスをもたらし、心身の健康に悪影響を及ぼすのだ。

＊歯根管治療を受けるときが近いと思うほど、恐怖の度合いが大きくなることに注意しよう。それなのに人は、歯根管治療をあとにするより先に受けることを選ぶ。現時点から治療する時点までのあいだに感じる恐怖の時間を積算すると、恐怖を味わう総時間は、早く治療を受けるよりあとにするほうが多くなるからだ。

ならば、楽観性のバイアスが発達した一因は、楽観性が良いことを予期して得る喜びをできるだけ多くし、悪いことを予期してこうむる苦難をできるだけ少なくする点にある、と言ってもよいように思える。ハンバーガー一個の喜びの値を一〇〇などと表したら、楽観的な人は、そのハンバーガーにありつけるのを予期するだけで、悲観的な人より大きな値の喜びを手に入れ、結果的にハンバーガーから得る快楽が増し、幸福感も高まる。このように楽観的な人が悲観的な人よりも予期することを楽しいと思うのなら、彼らは予期する期間を長引かせるためにうれしいことを先延ばしにする傾向が強いのだろうか？

『サバイバー』のジレンマ

その答えは複雑だ。というのも、予期の価値だけが、いつ自分が楽しみを味わうことにするかを決定する要素ではないからだ。少なくともほかにもうひとつ、決定的な要素がある。「時間割引効果」である。時間割引効果とは、未来の価値を現在の価値より軽く見る傾向のことだ。たとえば、今日一〇〇ドルもらうか、来月一〇〇ドルもらうか選べと言われれば、たいてい今日その金をもらうだろう。これは簡単に決められる。だが、今日一〇〇ドルもらうか、来月一〇五ドルもらうかの選択では、どうするだろう？　おおかたの人は、来月の一〇五ドルよりも今日の一〇〇ドルを選ぶ。来月一五〇ドルであっても、今日一〇〇ドルもらおうとする人さえいる。[15]

一見したところ、いやもう一度見直してみても、時間割引効果は私たちの意思決定を予期とは反対の方向に向かわせているようだ。この効果によって人は、ほしい物はできるだけ早く消費し、苦痛は見通しのつかない未来のいつかまで先延ばしにするようになる。それは、「あとでそちらで」よりも「今ここで」に価値を置きやすいためだけでなく、未来を不確かなものと(正しく)認識しているためでもある。[16]私たちは、チョコレートケーキをあとで食べるために取っておくより、今食べるだろう。明日になったら猫に食べられてしまっているかもしれないからだ。一方で私たちは、家の掃除を来週まで先延ばしにするかもしれない。そのころまでには、パートナーが掃除してくれているかもしれないからだ。ところが、パートナーに家の掃除をするつもりがいっさいないことは確かだと思えば、できるだけ早く掃除を始めて済ませてしまおうとするかもしれない。同様に、とびきりおいしいチョコレートケーキが新鮮なまま冷蔵庫に入っていて、だれにも食べられないという水晶玉のお告げがあれば、食べる楽しみを少し先延ばしにして、予期する期間を長引かせるかもしれない。しかし私たちは、未来を完璧に予測できる魔法の世界に住んでいたとしても、なお未来をある程度割り引いて考えるはずだ。未来をまったく割り引かなかったら、実際にケーキを食べたり、ワインセラーに保管していた貴重なワインを開けたりするようにはならないだろう。楽しい予期の期間を延ばすために、うれしいことを何度でも先延ばしにするにちがいないのである。

予期することと時間割引効果は、平衡に達するまでふたつの異なる方向へ私たちを引っ張る。予期する楽しみが私たちを辛抱強い生き物にする一方、時間割引効果が私たちを衝動的にするのだ。最終的に私たちがおこなうことにする行為は、これらふたつの要素のあいだで均衡がとれたところによって決まる。未来の報酬を予期することで得られる価値が、現在の報酬を消費することの価値を上回る場合、私たちは欲求を満たすのを先延ばしにするだろう。一方、スイスの高級チョコレートを香りからじっくり味わう楽しみより、食べたい欲求のほうが強ければ、さっさと包み紙を破りはじめる。

あるものを私たちが最終的にじっくり味わうかどうかには、多くの要素がかかわっている。たまにしか手に入らないもの（高価なシャンパンや、年に一度の休暇など）には、じっくり味わう価値がある。何度でも得られるもの（パートナーとのキスなど）は、衝動を覚えるたびにいつでも味わえる。このほかに私たちの判断を決める要素として、その対象が未来にもつと期待される価値より、今もつ価値のほうが大きいかどうか、というものも挙げられる。

テレビのリアリティー番組『サバイバー』を考えてみよう。この番組では、先進国の一般人が熱帯の孤島に連れてこられ、そのまま自活させられる。もってきてもいいのは、服だけだ。スマートフォンも、ｉＰｏｄも、缶切りももち込めない。トイレットペーパーさえだめだ。参加者は、竹や食べられる果実など、島で見つけたものならなんでも利用できる。限られた量の水と食料――たいていは米――も与えられる。初日の終わりには、サバイバー（参加者をそう呼ぶ）たちは飢えている。しかし、空腹は日ごと増すばかりである一方、支給された食料が刻々と減ることも彼らにはわかっている。限られた量の米は、週の後半のために取っておくべきか？小分けにして毎日少しずつ食べるべきか？　あるいは、今全部食べてしまって、あとはうまくいくことを願うべきなのだろうか？

そうした判断が難しいのは、この先何がどれだけ必要になるかを予測する能力が頼りだからだ。これは易しい問題ではない。サバイバーは、島でほかに食料を見つけることが期待できるかどうか、一日に数グラムの米で生きられるかどうかを考えなければならない。

楽観的なサバイバーのイレインは、日が昇ればグループでベリーやココナッツをたくさん見つけられるにちがいない、と考える。魚だって少しは捕まえられるかもしれない。だから彼女は、今晩米を食べてしまおうと提案する。そうすればグループの全員が明日食料を探しまわるのに必要なエネルギーを得られる、と言うのだ。パトリックはそれほど楽観的ではない。グループのメンバーが近いうちにうまいこと食べ物を見つけられるとは思っていない。そこで、身体的に可能なかぎり食料を残しておくべきだと主張する。

あとのために取っておくよりも今食べるほうがいいと言うイレインは、一見すると「割引率」

を大きくとっているように思えるかもしれない――これは経済学で、未来より現在のほうを重要と見なすという意味だ。経済学者は、割引率を大きくとる人は衝動的だと考える。こうした人は、未来についてあまり心配しないと思われる。預金口座をもたず、将来の不利益につながる飲酒や喫煙など不健康な習慣にふけることもある。だがイレインは、必ずしも衝動的で将来に無頓着というわけではない。あとで食べるより今食べるという彼女の選択は、将来に対する楽観的な期待にもとづいている。そういうバラ色の想定のもとでは、米を今食べるほうが明日のために取っておくよりも合理的かもしれない。

楽観性が割引率を変えるかどうかを本格的に検証すべく、アムステルダム大学の科学者らは、被験者に自分が運よく大企業に雇われていると想像させる研究をおこなった(17)。会社の業績がことのほかよかったため、経営陣は全従業員を昇給させることにした。そこで従業員に選択肢が与えられる。ひとつは、すぐに昇給してその額が一二か月つづき、また元の給料に戻るというもの。もうひとつは、昇給した額を三六か月つづけて受け取れるが、それが始まるのは今から一二か月が過ぎてからというものだ。どちらを選ぶべきだろうか?

多くの被験者は、一年後まで始まらないが期間の長い昇給より、すぐに始まるが期間の短い昇給を選んだ。なぜそうしたのだろう? 三六か月のほうが一二か月より額が多くなるのは明らかなのに、なぜ一二か月の昇給を選んだのだろうか? 実験をおこなったオランダの研究者らは、人々がすぐに始まる短期間の昇給を選ぶのは、その後について楽観的な考えをもっているためだとする仮説を立てた。たとえば、会社が今後も良い業績を収めつづけ、一二か月の期間が終わるころ、さらに従業員にボーナスを出すことにしてくれるのではないかと考えたのかもしれない。あるいはまた、すぐに昇給すればそのぶんを投資に回せ、長い目で見ればこちらのほうが儲かりそうだと思ったのかもしれない。

この仮説を検証するために研究者は、今度は新しい被験者のグループを対象にまた実験をおこなった。その際、少しだけ変化を加えている。こちらの被験者には、先ほどの被験者よりもはるかに拘束の多いシナリオを提示した。会社は昇給を一度にとどめるものとし、その後儲けが出たらさらなる昇給があるという考えを奪ったのだ。昇給分は金利とインフレ率を考慮して調整するとも告げた。そのため被験者は、将来のシナリオを自分で別に作り出す余地が少なくなった。こうした状況では、未来をバラ色に解釈しにくく、少なめのボーナスをすぐにもらうより、多めのボーナスを待つことを選ぶ人のほうが多くなった。

別のグループの被験者には、会社の業績が悪いので全員の給与を一〇パーセント減らすと告げた。従業員は、給与を今から一二か月間減らすか、一年後から三六か月間減らすかを選ぶことができた。将来についてあまり拘束がなければ、被験者は、少なめの減給をすぐにされるよりも、多めの減給をあとでされるほうを選ぶ傾向があった。おそらく彼らは、会社がやがて業績を回復し、減給は不要と判断するようになると考えたのだろう。あるいはまた、一年以内にもっと実入りのよい仕事が見つかるから、減給にはならないと考えたのかもしれない。しかし将来を確かなものとして提示すると（つまり、減給はすべて確実におこなわれ、従業員は転職できないとシナリオに明記されている場合）、あとで減給されるよりもすぐに減給されることを選ぶ人のほうが多くなった。このデータから、時間割引効果の一因は、利得が増え、損失は将来どうにか避けられると人々が考えるところにあるという結論が導き出せた。これは、私たちが報酬を今手に入れ、損失を未来へ先送りにするわけを、合理的に説明しているように思える。ところが、ほかにもいくつか説得力のある選択肢が存在する。

ポップ界の王も年をとる

そうした説明のひとつは、未来の自分自身のとらえ方と関係している。今から一年後の自分を想像しよう。あなたは朝に目を覚まし（どこに住んでいるか？　部屋を借りているのか？　持ち家があるのか？）、身支度をして（あなたはどんな外見か？　髪型は今と違っているか？　何を着ているか？）、朝食をとる（コーヒー？　シリアル？　ジャムを塗ったトースト？　スクランブルエッグ？　それとも朝食抜き？）。家族（子ども、夫、妻）に行ってきますのキスをして、仕事へ向かう（車で通勤？　地下鉄で？　それとも在宅で仕事？）。それから職場に着き（何の仕事？　オフィスで働いているのか？　自営業か？　あるいはもう引退しているのか？）、やがて午後一時ごろに昼休みをとる（健康的な食事をしているだろうか？　体調のせいで食事制限があるだろうか？）。一日の仕事が終わると、あなたは職場を出る（帰宅して夕食をとるのか？　夜の街へ繰り出すのか？　映画を観るのか？　買い物をするのか？）。

頭のなかでそのシナリオをじっくり繰り広げたら、同じことをもう一度、ただし今度は一〇年後の自分で想像しよう。ゆっくりでいい。一〇年後のあなたの典型的な一日をひととおり考えたら、同じことをもう一度（これで最後、本当に）、今度は三〇年後の自分で想像する。そして、一日をできるだけ細かいところまで思い描いてみよう。

未来の自分は今の自分とどのぐらい似ているだろう？　一年後になりうるあなたは、一〇年後になりうるあなたよりも今のあなたに似ているだろうか？　三〇年後のあなたではどうか？　三〇年後にあなたがなっていると思う人が、自分だとわかるだろうか？　遠い未来の自分より、近い未来の自分とのほうがつながりが強いと感じられても意外ではない。私たちは、一年後の自分を今とまったく違うようには思い描かないものだ。しかし一〇年後や二〇年後については、きっとかなり変化しているだろうと予想する。三〇年後や五〇年後の自分は、今の自分とあまりに違いすぎて、別人に思えるかもしれない。私たちが未来の自分を別人ととらえる――他人とさえ思う――のなら、現在にかかずらい、苦痛を遠い未来へまわすような選択をしても驚きではない。確かに今日の喫煙や飲酒は、未来のあなたにさまざまな病気をもたらすリスクを高めるけれども、そうした病気に耐えなければならない人間が自分であるようには思えないので、あなたはその未来の人間に対し、今この本を読んでいる人間に対するほどの関心をもたない。私たちが数年後よりも今昇給することを望むのは、今なら自分がその金を受け取るが、数年後は自分とおぼろげに似た人間がその金をもらうことになるからなのだ。あなたが未来の自分に金をあげたがる気持ちは、街で見知らぬ人にそれを渡そうと思う気持ちと変わらないかもしれない（まあ、そこまでではなくても、理屈はそうだ）。

二〇〇六年に公表されたｆＭＲＩでの研究は、未来の自分のとらえ方と時間割引効果を結びつけることを目的としていた[18]。実験では、被験者の脳をスキャンしながら、彼らに現在の自分と今から一〇年後になりうる自分の両方の特徴を見きわめさせた。そしてスキャンを終えてから、時間的な好みがわかる決断をさせた。「今日一〇ドルもらうのと、一週間後に一二ドルもらうのとどちらがいいか？」や「今日一〇ドルもらうのと、二か月後に一五ドルもらうのとどちらがいいか？」といった選択肢を提示したのだ。すると、将来多めの金をもらうより、すぐに少なめの金をもらうことを選ぶ傾向のある人のほうが、未来の自分を考えるときと現在の自分を考えるときで、脳の活動により大きな違いがあることがわかった。未来の価値をあまり割り引いて考えなかった人は、現在の自分と未来の自分を見きわめる際、脳の活動にわずかしか違いが表れなかった。

二〇〇九年の春、当時五〇歳だったポップ・スターのマイケル・ジャクソンが、生涯最後のツアーに出るつもりだと発表した。ツアーは、ロンドンO_2アリーナでの五〇回の公演などが予定されていた――マイケルはこうした興行を生涯おこなってきたが、この興行は彼が舞台に上がる前に突然幕が下ろされた。多くの人は、マイケルの引退に備えた資金稼ぎと思っていただろう。もちろん、五歳のときから舞台に立っていた彼は、史上屈指の成功したミュージシャンとして、金の心配などなく楽に引退できたはずだと思われた。ところがそうではなかったのだ。

この「ディス・イズ・イット！」ツアー（と呼ばれた）は、生前のマイケルが陥っていた深刻な財政難を解消するためのものだった。なぜこのポップ界の王は莫大な借金を抱えていたのだろう？　多くの人の場合と同じく、彼が犯した誤りは、主に浪費と貯蓄不足のように思われる。「年に数百万ドルが、飛行機のチャーターや、骨董品や美術品の購入に使われていた」マイケルの相談役のひとり、アルヴィン・マルニックは言っている。「何にいくら使うべきかなんて配分については無計画だったよ。マイケルは、ほしいと思ったときに何であろうと欲しがったんだ」[19]。

マイケル・ジャクソンだけがそうだったのではない。二〇〇五年、アメリカの貯蓄率は一九三〇年代以来初めてマイナスになった[20]。これは、アメリカ人の支出が税引き後の所得を上回ることを意味していた。マイケルの支出には、年間およそ八〇〇万ドルの贅沢品購入費用が含まれていたが[21]、一般のアメリカ人はもっと地味な買い物――たとえば新車の購入――をしていた[22]。それでも、こうした買い物は、退職後のたくわえを危険にさらしたのだ。

何がマイケル・ジャクソンや一般のアメリカ人を、マイナスの貯蓄率へ仕向けたのだろう？それは、やや過大な楽観性かもしれない。二〇〇二年から二〇〇六年にかけて、人々の住む家の価値は急騰した。人々はこの傾向が続くと信じ、もっと支出を増やせるだろうと思った[23]。だがそれは間違いだった。二〇〇八年、不動産価格が急落する。直後にアメリカ人は再び貯蓄をしだしたが、貯蓄率は、現役のときに慣れた生活の質を退職後も維持するには不十分だった[24]。

第二の問題は、マイケルがほかの多くの人と同様、七〇歳になった自分をなかなかイメージできなかった点にある[25]。がんばってなんとかイメージできたとしても、大半の人にとってそのイメージは嫌なものだ。悲しいかな、退職後のたくわえについて考えると、必ずや老化についても考えることになる。その考えをすっかり避けるために、多くの人は金銭面で未来の計画を立てようとはしないのである。

第8章 なぜ選んだあとになって良く見えてくるのか？

期待から選択へと、その逆の思考の流れ

私の友人ティムは、インターネットの旅行代理店に勤めている。毎年クリスマスには、会社から特別なボーナスをもらっている——全額会社負担の休暇旅行だ。オーストラリア、タイ、イタリア、エジプト、ハワイ、ラスベガス——行きたいと思えばどこへでも行ける。世界はすっかり彼のものだ。そのためクリスマスが近づくたび、ティムは同じ問題に頭を悩ませる。今年の冬はどこで過ごそう？「パナマだ」ある日、彼は宣言する。「この時期は気候もいいし」しかし二四時間後には、「ニューヨーク。クリスマスのシーズンはとてもすてきだ」と言い、数日後には「ラオス」に変わる。即断を迫られるときが来るか、人気の高い休暇シーズンの飛行機が満席になってしまうまで、頭のなかで最低二度は世界のあちこちを旅してまわる。去年は結局インドネシアになったが、今年の行き先はまだ決まらないようだ。私がこれを書いているのは一二月の初めだから、まだしばらくは、全世界の一九五か国を比較検討するだろう。

行き先候補の良し悪しを書き並べ、旅行ガイドを何冊も読んでから、ようやく彼が決断すると、興味深いことが起きる。飛行機の予約ができ、チケットが発行されたとたん、自分は最善の決断をしたのだと揺るぎない自信をもつようになるのだ。スーツケースに荷物を詰め、目的地に着く何日も前にである。あいまいさが消え、絶対的な確信が生まれる。インドネシアはすばらしい選択だ、と彼は断言する。気候が温暖なだけでなく、魅力あふれる文化をもち、新しい体験ができる。一方でニューヨークもすてきな街ではあるけれど、一月は身を切るように寒い。

実を言うと、私の冬期休暇については議論の余地がない――故郷へ帰るのだ。幸い、そこは一年を通じて気候がよく、地中海のそばで過ごす一、二週間は他の何物にも勝る。だがそんな私も、なかなか決断できないことがないわけではない。大学院を出てから、どの仕事に就くかを決めるまでに何年も(そう、何年も)かかった。そのあいだにアメリカの東海岸と西海岸の大学を行ったり来たりして、「今度こそ本当に最後」だとしながら何度も考えを変えたあげく、たどり着いた先は、まったく違う大陸の、女王とおいしくない食事と天気の悪さで知られる国だった。もちろん、今ではこれは、私がとりえたなかで間違いなく最善のルートだったと思っているし、最善ではなかったと言われても、私はとうてい納得できないだろう。

コーヒーメーカー、M&M's、休暇

ある決断を下したとたんに選択肢の評価を改める傾向は、私たちに強く見受けられる。ふたつの魅力的な仕事のオファーや、二か所の休暇の行き先など、甲乙つけがたい両者のどちらかをとるという難しい選択をしたあとには、自分が選んだほうの選択肢の評価は当初より高くなり、切り捨てたほうの選択肢の評価は低くなる。この現象は、一九五六年に心理学者のジャック・ブレームによって最初に発見された[1]。当時結婚したばかりだったブレームは、急に思いついて、結婚祝いの品物をユニークなやり方で活用することにした。選ぶという行為だけで私たちの好みがいかに変わるかを調べたいと思ったのだ。新婚のふたりに贈られた真新しい台所家電や家庭用品は、ほどなく人間の心の理解に対して歴史的貢献を果たすことになる。

選択のタスクを魅力的なものにするために、ブレームは、トースター、トランジスタラジオ、コーヒーメーカーなど、自分が提供する品物に興味をもつような被験者を集める必要があった。そこでこの研究のために、当時つまり一九五〇年代の主婦を募集した。ある晴れた朝、彼は主婦の一団を研究室に招き、もらったばかりの結婚祝いの品々を差し出して、それぞれの品物がどの程度ほしいかを言わせた。ワイングラスのセットをもらったらどれだけうれしいか？ ラジオは？ ハンドミキサーは？ それから、同じ程度だったふたつの品物を提示し、どちらか

を持ち帰っていいと告げた。さて、どちらを選ぶだろう？　ワイングラスかラジオか？　トースターかコーヒーメーカーか？

難しい決断だが、しなければならないので、主婦たちは言われたとおりにした。ゼルダはラジオでなくワイングラスを選び、ビアトリスはコーヒーメーカーでなくトースターを選んだ。全員がほしいものを手にしたところで、ブレームは、もう一度すべての品物をランク付けするように被験者にお願いした。ワイングラスのセットをもらったらどれだけうれしいか？　ラジオは？　ハンドミキサーは？　決断を下したことで、彼女たちの好みは変化しただろうか？

変化していた。どの女性も、自分が選んだものは最初に思ったよりもずっと良く、切り捨てたものは結局のところそれほどすばらしくはない、と答えたのだ。コーヒーメーカーでなくトースターを選んだビアトリスは、選択する前は両者が互角と思っていたのに、いまやトースターのほうがコーヒーメーカーよりはるかにすてきだと思うようになっていた。ゼルダも今では、ラジオは最初に評価したほどすばらしくはないと思っている。

実験が終わると、主婦たちは帰り支度をしながら、新品のトースターをキッチンのどこに置くのがいいかしら、新しいグラスにどんなワインを注ごうかしら、とうれしそうにおしゃべりをしていた。かわいそうに、そこでブレームが事情を打ち明ける。どれも自分がお祝いにいただいたものなので、お持ち帰りいただくことはできない。自分はよくても、妻が許してくれないだろうし、まだ別れたくはない。この知らせは、主婦たちに歓迎されなかった。

ブレームは、地元の女性の評判を落としたかもしれないが、これを機に心理学界では名が知れわたった。「自由選択パラダイム」と呼ばれるその実験結果は何百回も再現され、私たちの行為が自分の好みを変えるという考えは、以後たくさんのデータによって裏づけられている。この分野でとくに興味深い研究のなかには、きわめて特殊な被験者を対象としておこなわれたものもある。その被験者とは、バナナと木の実が好きな毛むくじゃらの生き物、オマキザルだ。比較心理学と進化心理学を専攻するローリー・サントス教授は、イェール大学でサルの研究室を取り仕切っている。彼女の狙いは、多くの人が人間特有と考えている行動について、本当に人間にしか見られないのか、それとも「毛むくじゃらの祖先」に起源をもつものなのかを探ることにある。

サルも人間のように選択後に評価を変えるのかどうかを調べるべく、サントスはこの霊長類を、さまざまな食べ物が交換できる「食品市場」に連れ込んだ。この食品市場を観察すると、オマキザルがさまざまなごちそうに与えた評価を手っ取り早く知ることができた。たとえば、チェリオス［訳注：リング状のシリアル］一個にはライスクリスピー［訳注：米をふっくらと焼き上げた軽い食感のシリアル］五個の価値があった。マシュマロをフルーツロールアップ［訳注：ペクチンをベースとしたフルーツ味のシート状の菓子］でくるんだものは、オマキザルには最高のごちそうらしく、彼らが交換に応じるのは実験者から深皿いっぱいのチェリオスを提示されたときだけだった。チョコバナナは、人間に当てはめれば「ミシュランの三つ星レストランでの食事」だった。ピーナッツは夏の日のイタリアンジェラートと見なせ、ヒマワリの種は、人間ではたとえばピザひと切れの価値があった。この方法で、イェール大学の研究者はオマキザルの好みを定量化したのである。

M&M'sについて考えよう。この小さなチョコレート菓子にはいくつもの色があり、表面に「m」の文字が印刷されている。多くの人には、そのなかでも色の好みがある。黄色より茶色が好きだったり、緑より赤が好きだったりするのだ。なかには、とくに好みのない人もいる。青でも黄色でも緑でもかまわないという人は、オマキザルとどこか通じるものがある。先ほどの食品市場の方法で、オマキザルは色の違うM&M'sをどれも同等に評価していることがわかった。緑でも黄色でも青でも、あるいは紫でも、サルたちは気にせず、彼らにとってはどれも同じだった。これは、科学者にとって価値ある情報だった。そこで今度は、色の違うふたつのM&M'sから選ばせると、このチョコに対するオマキザルの好みが変わるかどうかが調べられた。

研究者らは、黄色と青のM&M'sでサルにどちらかを選ばせた。するとなんと、迷った末に選択したあとには（最終的に黄色に決めたとしよう）、選ばなかったほう（青）に対するサルの評価が、選択する前より低くなった。[2] 人間と同じように、サルも自分の行動に合わせて好みを調節したのだ。選ぶ前は色の違いに無関心だったのに、選んだあとは青より黄色を欲しがるように見えた。黄色のM&M'sと交換するのに、選ぶ前よりも多くのチェリオスを提示しないと応じなくなったのである。サルたちが選択による好みの変化を見せるのだとしたら、次のふたつのどちらかを示していることになる。サルにも複雑な合理化の能力が備わっているか、あるいはこちらのほうが可能性が高そうだが、好みの再評価を無意識に近い低レベルのプロセス――高度に進化した認知のメカニズムに依存しないプロセス――が媒介しているかだ。選択したあとにコーヒーメーカーよりトースターのほうがいいと思うようになる――選択する前にはどちらがいいかなど無関心だったのに――のは、私たちに最も近い親類から受け継がれた性向なのである。

サルたちは、自分がどの色のM&M'sを選んだのか記憶していたのだろうか？　その記憶は、好みを変化させるうえで決定的な役割を果たしているのか？　ティムが突然記憶喪失に陥り、クリスマス休暇の行き先にインドネシアを選んだことを忘れてしまったとしても、彼はインドネシアをほかのどの候補地より高く評価するだろうか？

二〇〇一年、ハーヴァード大学の心理学者らは、健忘症患者を対象に、自分が選んだ選択肢を覚えていなくても、選択したあとに好みが変化するかを明らかにする調査に乗り出した。[3]健忘症患者は海馬に損傷があり、新たな記憶を形成できない。すでに紹介したとおり、海馬は、意識的に引き出せるような記憶の形成と固定に必要な、脳の側頭葉内側部にある構造体だ。海馬に損傷のある患者は、情報を数分間は覚えていられるが、ひとたび気をそらすと、その情報が消えてしまい、二度と取り戻せない。

ハーヴァードの心理学者が健忘症患者に見せたのは、M&M'sでも家庭用品でもなく、抽象画のポスターだった。例のパラダイムについては、もうおわかりのはずだ。実験では、患者に抽象画を、一番好きなものから一番嫌いなものまでランクづけさせてから、ランクの近かった二枚の絵でどちらかを選ばせた。患者が選択を終えると、研究者はいったん部屋を去り、三〇分後に戻ってくる。この時点で、健忘症患者は研究者を覚えていない。ほんの半時間前に実験に参加したことさえ忘れていた。当然ながら、自分がどの絵を選び、どの絵を切り捨てたのかもわからない。それでも、再びすべての絵を見てランクづけするように言われると、前に選んだ絵を、選んだことを知りもしないのに、最初よりも高く評価し、切り捨てた絵を低く評価した。つまり、自分の選択を意識して覚えていなくても、選択によって好みが変わるわけである。

こうした実験は、ブレームが最初に見つけた現象にかかわる脳のメカニズムについて、いくつか手がかりを与えてくれている。第一に、選択が好みを変化させるうえで海馬は必要ない。第二に、イェール大学のサルでの実験から、このプロセスは進化上古い脳構造に依存していることがわかる。そのような変化は、脳のどこで生じるのだろう？　選択という行為で、実際に、刺激を評価する神経の表現が変化するのか？　選択したあと、私たちは本当に黄色のチョコを青のチョコよりもいいと思っているのか、それとも自分を欺《あざむ》いているだけなのか？　コーヒーメーカーよりもトースターのほうがいいと言い出すのは、自分の選択と合っているように思えて気分が良くなるためではないのか？　あるいは、トースターに対する感情の反応は、選んだあと実際に変化し、ひょっとしたら永久にそうなってしまうのか？　私と同僚は、その答えをfMRIスキャナーで知ろうとした。

毎年クリスマスのたびに選択に苦しんでいるティムの様子に強く感化された私は、行き先の候補を考え、決断をし、その後選択肢を再び評価するときに、脳内で何が起きているのかを知りたいと思った。そこで、同僚──世界的に有名な神経科学者レイ・ドランと、期待の星であるベネデット・デ・マルティーノ──とともに、ブレームの古典的な自由選択パラダイムを神経画像処理に取り入れた(4)。実験の計画は単純だ。被験者に、休暇の旅行先として八〇か所（タイ、ギリシャ、フロリダ、ローマなど）を提示し、それぞれの場所で休暇を過ごすとしたらどのぐらい幸せかを評価してもらったのである。

あなたも、自分がパリにいると考えてみよう。パリで休暇を過ごすのは、1（まるで幸せでない）から6（非常に幸せ）までの尺度で言えば、どれだけ幸せだろう？　次に、ブラジルにいるところを想像しよう。すっかり細部まで思い描く。ブラジルで休暇を過ごすのは、どれだけ幸せ？　これと同じことを、この実験の被験者におよそ四五分間してもらいながら、彼らの脳をスキャンした。

次に私たちが何をしたかは、おわかりだろう。そう、被験者に、彼らが同じぐらいと評価した二か所の行き先を提示し、どうしても決めなくてはならないとしたらどちらで休暇を過ごしたいかを選択させたのだ。ブラジルよりパリを選ぶ？　ギリシャよりタイがいい？　そして最後に、すべての行き先について、もう一度思い描いて評価してもらった。すると案の定、選んだあとのほうが選ぶ前よりも、その行き先を高く評価し、切り捨てたほうの行き先は低く評価した。ここで重要なのは、この変化が脳内にどう表れるのかという問題だ。

私たちが得たデータは、脳のなかで食べ物や愛や金銭などの報酬に反応するのと同じ部位——尾状核《びじょうかく》——に変化がみられることを示していた。尾状核は、脳の奥深くにある神経細胞のかたまりで、線条体というもっと大きな構造の一部をなす。この部位は、報酬を処理し、報酬を期待するシグナルを発することがわかっている。[5] もうすぐ肉汁たっぷりのステーキや一〇〇ドル札がもらえるとか、もうすぐセックスができると思うと、尾状核がその期待を表示する。尾状核を、下から受け取ったばかりの情報を脳内のさまざまな部位に向けて放送するアナウンサーと考えてもいい。「いいことがあるぞ」と知らせるのだ。食事をしたり月給を受け取ったりすると、そうした刺激についての表現は、すぐさま受け取った報酬の価値に応じてアップデートされる。一〇〇ドルの支給を期待して一一〇ドル受け取ったら、この新しい、より高い価値が、線条体の活動に反映される。出されたステーキがちょっとぱさついていたら、下がった価値が影響を残すので、次にステーキを食べようとするとき、前ほど期待はしなくなる。

神経画像処理の結果によれば、被験者が未来の休暇を思い浮かべているあいだ、尾状核の活動は、それぞれの行き先で休暇を過ごす場合にどれだけいい気分になるかという期待と相関していた。ギリシャやタイなど、とてもいいと思う場所へ行くのを想像する場合は、シェフィールドやオハイオなど（他意はない）、あまりいいと思わない場所を想像する場合よりも、尾状核の発するシグナルは強かった。決断が下されると、尾状核はすぐに、期待できそうな快楽を示すシグナルをアップデートしていた。最初はギリシャとタイのどちらを思い浮かべても尾状核が「すてきなことを思っている」と知らせていたとしても、タイでなくギリシャを選んだあとは、ギリシャについては「すばらしいことを想像している！」となり、タイについては「いいことを思っている」という程度になるのだ。どうやら、刺激に対して私たちが真に示す快楽反応は、単にその刺激に対して心を入れ込むだけで変化するらしい。

「自分で選ぶ」ことの効力

興味深いのは、私たちが何かに入れ込んだあとに、それを前より高く評価するようになるためには、自分で決断しなければならないということだ。だれかほかの人に選んでもらったのでは、評価の変化は見られない。たとえばまたオマキザルの研究の話をしよう。研究者が最初に黄色のチョコと青のチョコを見せてから黄色のチョコを与えても、サルは前よりも黄色のチョコを高めに評価したり青のチョコを低めに評価したりしなかった。つまり、決断したのがサル自身でなければ、選んだあとに選択肢の評価を変えることはないのである。しかし、実際には違っても自分で選んだとサルに思い込ませることができれば、サルは自分で決断した場合と同じように評価を変える傾向を示した[6]。

イェール大学の賢い研究者たちは、どうやってサルをだまし、自分が選択しているように思い込ませることができたのだろう？　彼らはサルに黄色のチョコと青のチョコを見せた。それから不透明な箱に両方のチョコを入れたように装い、サルに箱のなかへ腕を突っ込ませ、手探りでチョコを一個取らせた。サルは知らなかったが、研究者は箱に両方の色のチョコを入れはしなかったのだ。片方の色（たとえば青）のものだけ入れていた。そのためサルは、自分が黄色と青のなかから選んだように思っていながら、実は選択の余地なく青をつかまされていたのである。それでも、箱から青のチョコを取り出すと、サルは黄色より青のチョコを好むようになった。

所詮サルはサルだ、とあなたは言うかもしれない。だが人間なら本当に、実際には自分で選んでいないものを自分で選んだと思い、それが好きだと思い込まされることはないのか？　それともあるのだろうか？

　私と教え子のクリスティーナ・ベラスケスは、ロンドン大学ユニヴァーシティ・カレッジの聡明な学生たちに、こんな実験をすることにした。実はコンピュータのプログラムがランダムに選んだ休暇の行き先なのに、自分が選んだように思わせるだけで、その行き先を別の場所よりいいと感じさせられるかどうか、確かめたのだ⑺。まず、被験者の学生にいくつかの場所を提示し、そこで休暇を過ごすとしたらどれだけ幸せかを評価してもらった。つづいて、同等の評価だった行き先をふたつ挙げて、どちらかを選ばせる。ただし――ここから手の込んだことをするが――被験者に、これからふたつの選択肢をサブリミナル効果で潜在意識に訴えかけるように見せると告げた。選択肢はほんの一瞬、数ミリ秒しか表示されず、それ以外のときはランダムな記号の羅列で隠されていると説明したのだ。したがって被験者は、画面上に「ギリシャ／タイ」といった文字でなく「＊%%^/＊＊＊&^」といった記号を見ることになり、最初と次の記号列から選ばなければならない。そして私たちは被験者に、選択肢は隠されていて、意識で処理できないほど短い時間だけ表示されるが、潜在意識でとらえられ、好みにもとづき選択できるはずだと言った。

　この説明は嘘だった。実際には、選択肢を数ミリ秒すら見せず、ランダムな記号しか表示しなかった。被験者がどちらかを選んでから（たとえば、「＊%%^/＊＊＊&^」に対して最初のほうを選んでから）、選択肢の正体は「ギリシャ／タイ」だったと明かしたのだ。そうして被験者は、実際にはランダムな選択だったのに、タイよりもギリシャを選んだと思い込んだ。

それでも、こうした選択をしたあと、被験者は「自分が選んだ」ほうを、決断する前よりも高く評価するようになった。もともとは同等の評価をしていたのに、タイよりもギリシャで休暇を過ごすほうが幸せだと思っていることをうかがわせるようになったのだ。そしてやはり、被験者が自分で選択していると思い込んだ場合にだけ、評価に変化が表れた。コンピュータが自分のために選択してくれたと告げられた場合は、選んだあとに選択肢の評価を変えなかったのである。

こうした実験から、次のようなことがわかる。あなたが何かを選択すると（偽りの選択であっても、あらかじめされていた選択であっても、実際には選んでいないのに選んだと思い込んでいるだけであっても）、それをより高く評価するようになる。小売業者から各人の職場、さらには私生活に至るまで、この現象が及ぼす影響は非常に大きい。こんなシナリオを考えてみよう。有能な社員が、競合他社から引き抜きの話をもちかけられる。しばらく考えるような魅力的な申し出だったが、結局彼は今の職場に残ることにする。私の経験にもとづけば、この社員は、これまでと給料も福利厚生も同僚も一緒の、同じ地位にとどまり、客観的には何も変わっていなくても、もう一度それを選んだだけで、自分の仕事を以前よりやや高く評価するようになる。

別の例を挙げよう。私の家の近所にあるコーヒーショップが、特別なキャンペーンをおこなっている。午前一一時までにコーヒーを注文すれば、フルーツひと切れかクロワッサン一個が――どちらか選べて――タダでもらえるのだ。ちょっと申し訳ない気もするし、クロワッサンが大好きというわけでもないので（これがブラウニーなら話は別だ）、私はリンゴを選ぶ。毎朝、リンゴがタダでもらえてとても幸せだ。私が選ぶのは、グラニースミスという品種の青リンゴである。この店がクロワッサンしか提供していなかったら、これほど幸せだろうか？　そうではないにちがいない。リンゴのほうが好きなのだから、当然だ。では、リンゴしか提供せず、選択の余地がなかったとしたら？　ただ単にリンゴをもらうだけでも、私は同じぐらい幸せに感じるだろうか？　そうは思えない。クロワッサンやバナナやオレンジよりもリンゴを選んだあとのほうが、満足度は大きい。どちらの場合でも、結果的に同じリンゴをもらうのだが、複数の選択肢を検討してリンゴを選んだという事実が、リンゴを少しばかりおいしく感じさせるのだ。

結局何が言えるのか？　会社に対する従業員の忠誠や、研究に対する学生のやる気や、提供するサービスに対する顧客の評価を高めたければ、彼らに選択の自由があることを、折にふれ思い起こさせたらいい。この会社に勤め、自分で選んだ大学で学び、提供されたサービスを利用するように自分で決めたことを思い起こさせるのだ。私がよく利用する航空会社が、まさにそれを実践している。フライトの最後に毎回、機長がこうアナウンスするのだ。「みなさまのご旅行にあたり、数ある航空会社のなかから弊社をお選びいただき、ありがとうございます。またのご搭乗を心よりお待ちしております」これを聞いたとたんに思う。自分でこの航空会社を選んだのだから、ほかよりもいいにちがいないし、きっとまたこの会社を利用するだろう、と。

結婚という制度が今なお広く採用されているのも、正式に相手と関係を結んだあとは、パートナーをより大事に思えるからではないだろうか？　よく知っていて、場合によってはすでに何年も一緒に過ごしてきた相手かもしれないが、その同じ人間を、正式に今後の人生を共に過ごす相手として選択したあとは、もう少し愛おしく思えるようになるのではないか。これについては具体的なデータをもち合わせていないが、婚約する前のカップルにそれぞれパートナーを評価してもらい、結婚した直後にまた評価してもらったら、私の予想では評価は上がるはずだ。もちろん、この評価はいずれ時間とともに下がっていくだろう。そうでなければ、離婚率がこんなに高いはずはない。だが、そのように評価が下がるのは、結婚生活をつづけるうちに、ふたりとも変わっていくからだ。たとえば妻は、自分の伴侶について、かつて自分の選んだ人とは違うように感じることもあるだろう。自分についても、この人を選んだときの自分とは違うと感じる可能性がある。時が経つにつれ、「自分で決めた」という感覚は薄れ、また新しく決める必要が出てくるのかもしれない。

人間関係の専門家であるH・ウォレス・ゴダード博士も同じ意見らしく、「結婚生活に対する互いの気持ちを強め、維持していくためには、日々の暮らしのなかで、同じ相手を繰り返し選びつづける必要がある」と書いている(8)。ゴダード博士は、自分がこの相手を選んだと日々思いなおすことで、より幸せな夫婦関係が築ける理由は提示していない。しかし予想はつくだろう。日々この選択をすれば、それが仮定上の選択であったとしても、パートナーに対する評価は少しばかり高まるのだ。

決断すると好みが変わるわけ

なぜ選んだあとに高く評価してしまうのか? 何が、決断したあとに選択肢の評価を変える傾向をもたらすのか? 新しい車や靴を買う前には、私たちは文字どおり何時間も店にいて、あれこれ評価し、最後はとくに気に入ったふたつのあいだで迷う。ところが購入して店を出ると、すっかり満足している。今ほしいのは黒のパンプスなんかじゃなくこの赤いパンプスなんだとか、ファミリーカーよりもミニクーパーのほうがずっとご機嫌になれるとか、信じて疑わないのだ。

この現象を説明するために、心理学者のレオン・フェスティンガーは、心理学において最高に有名な理論のひとつとなる「認知的不協和理論」を導入した。[9] この理論によれば、同程度に望ましいふたつの選択肢から選ぶしかない状況では、心理的な不快感が生じる。その決断は、切り捨てた選択肢がもつ好ましい側面や、選びとった選択肢がもつ好ましくない側面と、矛盾するからだ。ファミリーカーでなくミニクーパーを買うと決心した場合、その決断は、ファミリーカーには子どもを乗せるスペースがあるのにミニクーパーにはそれがないという事実と矛盾する。認知的不協和理論によれば、選んだあとにその人の決断と合うように選択肢の評価を変えることで、心理的緊張が緩和される。だから、ミニクーパーの購入の契約を済ませたあとで、この車は気分を若返らせてくれるし、街なかで駐車しやすいし、大型のファミリーカーに比べて環境に優しい、などと自分に言い聞かせるのかもしれない。

認知的不協和理論と競合する仮説もある。その代表格が、「自己知覚理論」だ。[10] この理論によれば、人は自分の選択を見ることによって自分の好みを推断する。つまり、赤いパンプスを買ったのだから、自分は黒のパンプスよりもそちらが好きなはずだ、と結論づけてしまえるわけだ。最終的にこの派手な靴にした理由を、覚えてもいないかもしれない。それでも、結構な金額で買ったのだから、この靴を相当気に入っているにちがいない。そしてもう片方は棚に残しているという事実から、その靴はそんなに欲しくなかったのだと結論づける。すると結局どうなるか？ 自分にとって、選んだ赤いパンプスの評価は高まり、切り捨てた黒のパンプスの評価は下がる。
　自己知覚理論と認知的不協和理論との重要な違いは、後者では、否定的に喚起される感情が好みの変化をうながすための鍵を握っているとする点にある。一方で前者は、否定的な感情は必要ないと主張している。この決定的な違いの存在は、否定的に喚起される感情を操作すれば、このふたつの理論をじかに検証できることを示している。そして実際に、意思決定の際に生理的な喚起が生じなければ、好みの変化は見られないことがわかった。それだけではない。否定的な感情が喚起されても、意思決定のプロセスのせいではなく、環境にある別の何かのせいにしてしまうと、選択肢の評価は変わらないのだ。たとえば被験者に、難しい決断をする直前に錠剤を投与し、これを飲むと不安な気分になるかもしれないと告げると（実はただのビタミンCだった）、選択後も被験者の好みは変わらなかった。難しい決断の際に否定的な感情が心理的に喚起されても、被験者は錠剤のせいだと誤って思い込んでしまったのだ。そのため、自分の好みを変化させて否定的な感情の喚起を抑える必要はなくなったのである。[11]
　この現象には、もうひとつ理由が考えられる。ブラジルでの休暇とシチリアでの休暇の両方を提示されたら、どちらに対してもとてもわくわくし、あまり深く考えずに、好ましさの尺度で高い評価をつけるだろう。しかし、どちらかを選ばなければならなかったら、ふたつの選択肢について、もっと具体的に考えざるをえなくなる。選択を迫られる前は、ブラジルでの休暇といえば、単に休養と太陽の光を連想するだけだったかもしれない。ところが、ブラジルとシチリアのどちらかに決めるように言われたあとでは、ブラジルは「太陽の光にあふれているが、行くにはやや遠い」と考えられ、一方でシチリアは「太陽の光にあふれ、しかもロンドンからたった数時間で飛んでいける！」場所になる。難しい決断をしようとすると、人は選択肢の長所や短所について、一歩踏み込んで考えるようになる。それにより、前にはよく考えていなかったような、選択肢に特有の要素（ブラジルとシチリアの場合には旅行の所要時間など）が浮き彫りになるのだ。

選択を予測し、操作する

だが、そもそもふたつの選択肢は本当に同等なものなのか？　それとも、好みに元からあるわずかな差が、最終的にどちらかへ決断を導くのだろうか？　重要な決断（転居、転職、結婚、離婚）について考えて眠れぬ夜を過ごし、結局は、最終的にするだろうとなぜか初めから思っていた決断をした経験のある人なら、私の言いたいことがわかるだろう。最終的にどの道をとるかについて、勘が働くことは多い――いわば第六感だ。しかし、大きな賭けの場合は、行動を起こす前に選択肢をじっくり考えるべきだと私たちはよく思う。そうすることで、自分の選択に対する自信を高めようとするのだ。そしてときには、選択肢の評価があまりにも近くて、好みの差が意識ではわからないこともある。脳の活動ではそれを区別できるのだろうか？

私と同僚はこの問いに答えようとしたわけではなかったが、まさにその答えを、私たちは得られた脳画像データを眺めていて発見した。被験者がいろいろな場所での休暇を想像しているときに、脳の活動が、のちにどの行き先を選ぶことになるかを予言していたのである。それも、選択させられることがわかるよりも前に。たとえば被験者のひとり、メアリーは、ギリシャとタイを同程度に好ましく感じると言っていたが、彼女の尾状核は別のことを語っていた。ギリシャ旅行を想像したときよりタイでの休暇を想像したときのほうが、尾状核の活動はわずかに高く、ギリシャよりタイが好きということを示していたのだ。事実、どちらかに決める段階になると、メアリーはタイを選んだ。そして、この決断をしたあと、もともとわずかにタイのほうが好きだったのが、もっと好きになっていた。

これはどういうことだろう？　どうやら、同程度と評価した選択肢からどちらかを選ばされる場合でも、実は決して自由に決めてはいないらしい。私たちの選択は、必ずしも言葉にはされないが脳の活動を見ればわかるような価値の差によって、決定されているのだ。

だが、あなたが色めき立って最寄りのｆＭＲＩ施設に駆け込み、青のスクーターと黄色のスクーターのどちらを買うべきか、フロリダでの仕事の誘いを受けるかどうか、夕食をミートボールにするかパスタにするか（あるいは両方にするか）といったことを尾状核に尋ねる前に、その興奮を冷ましておこう——fMRIでは、人の心は読めない。私たちの研究結果によれば、一般にfMRIスキャナーで記録される活動は、被験者がどちらを選択しそうであるかを、偶然よりは高い精度で示すことができる。ただしこれができるのは、たくさんの被験者から活動のデータをとり、いくつもの決断で平均をとった場合だけだ。磁石によるSN比（シグナルとノイズの比）を考えると、試行ごとに正確に予測することはできない。当面、きっとこの先何年ものあいだは、自分の心を深く掘り下げて答えを探すしかないだろう。

それでも、各選択肢について考えているときに尾状核の活動を記録することで、人々が選ぶことになるものを平均として予測できるのなら、その活動のシグナルを変化させることで、人々の決断を（平均として）変えられるのではないか？　各選択肢から期待される快楽を変えられるのではなかろうか？　論理的には、できるはずだ。私は同僚のタマラ・シャイナーやレイ・ドランとともに、被験者が休暇の予定を考えているときに脳の活動を変化させ、その人が抱く期待を操作してみることにした[12]。神経のプロセスを変化させる方法はいくつかある。たとえば、脳深部刺激療法だ。これは、「脳のペースメーカー」を埋め込み、そこから脳の特定の部位に電気的な刺激を送り込んで、その部位の活動をコントロールして変化させる手法である。パーキンソン病の患者や慢性的な痛みを抱える人を救うために用いられてきたほか、最近では、うつ病の治療にも役立つことがわかっている（第6章参照）。別の方法として、経頭蓋《けいとうがい》磁気刺激法（TMS）もある。これは、磁場を急激に変化させることによって脳組織内に弱い電流を誘起させる非侵襲的な手法だ。しかし、私たちが採用したのは旧式の方法だった。「脳のペースメーカー」を埋め込むのでなく、電流を誘起させるのでもない。もっと伝統的な薬理的操作を用いることにしたのだ。

脳画像研究によって私たちのチームは、個々の選択肢をイメージするときの尾状核の活動から、快楽への期待の変化をたどれ、被験者がその後にする選択を予測できることをつかんでいた。また、ドーパミン作動性のインプットが尾状核に集中していることから、尾状核の活動はドーパミンの作用を反映しているものと考えていた。ドーパミンは、食べ物やヤックスや金銭など、さまざまな種類の報酬を学習し処理するのに必要な神経伝達物質だ。

尾状核の活動を操作すべく、私たちは、被験者が休暇の選択肢について考えているときに、彼らの脳内でドーパミンの作用を変化させることにした。そのために被験者にL－ドーパを投与したが、これは食物のなかに天然に存在するアミノ酸であり、脳内でドーパミンに変わる。L－ドーパは、パーキンソン病患者によく投与される。その病気のせいで、脳内のドーパミン濃度が低くなっているからだ。低用量（私たちが投与した程度の量）では、さしたる副作用はない。アメリカでは、L－ドーパの入ったハーブサプリメントは処方箋なしに購入できる。

被験者たちが研究室にやってくると、私たちはまず八〇の行き先を提示し、そこで休暇を過ごすとしたらどれだけ幸せかを評価してもらった。次に、そのうち半分の行き先についてはLードーパの投与後に、残り半分の行き先については偽薬《プラセボ》（ここではビタミンCを使用した）の投与後に、それぞれの場所で休暇を過ごすことをイメージさせた。被験者はどちらの錠剤が何なのかを知らない。その後被験者を家へ帰し、翌日また研究室に来てほしいと頼んだ。そして二四時間後に戻ってきた彼らに、当初同程度と評価していたふたつの行き先［訳注：ひとつはLードーパ投与群、もうひとつは偽薬投与群のものと思われる］でどちらがいいか選んでもらい、さらにもう一度すべての行き先の評価を頼んだ。

Lードーパは、被験者がみずからイメージする休暇から期待する快楽の程度を変化させただろうか？　答えはイエスだった。被験者は、Lードーパを投与されてイメージした行き先について、投与前よりも投与後のほうが高い評価を下した。たとえば、最初に研究室に来たときにはローマの評価が5（「とても幸せになるだろう」）だったとして、そのあとLードーパの影響下でローマへの旅行をイメージさせると、翌日のローマの評価は6（「この上なく幸せになるだろう」）となりやすかった。当然かもしれないが、ビタミンCを投与されてイメージしたほうの行き先の評価は、初日と二日目で変わらなかった。

被験者は、当初は同程度の評価だったとしても、ビタミンCの影響下でイメージした行き先より、Lードーパの影響下でイメージした行き先のほうを選びやすくもあっただろうか？　この効果はあまり大きくなかったものの、答えはイエスだった。大多数（六七パーセント）の被験者が、偽薬の影響下でイメージした行き先より、Ｌ－ドーパの影響下でイメージした行き先のほうを多く選んだのである。Ｌ－ドーパが、休暇から期待する快楽を高めたため、被験者は他方よりそちらを選びやすくなったのだ。

現代社会は、かつてないほど多くの選択肢を私たちに提示している。多くの人は、昔の人とは違い、どこに住み、だれと結婚し、どんな仕事に就き、何を食べ、余暇をどう過ごすかについて、ほぼ無数の可能性から選ぶことができる。ドーパミンを感受する尾状核のニューロンは、さまざまな選択肢について予想される評価をシグナルで知らせる。このシグナルをのぞき見れば、あとで人々がどのような選択をするか、その傾向を知ることができる。

選択がなされると、その決断が、結果的に快楽の予想を変える。選んだものに期待する快楽は増し、切り捨てたものに期待する快楽は減るのだ。自分の選択と合うように各選択肢の評価をただちにアップデートする傾向がなければ、私たちは気がおかしくなるまで後悔してしまうだろう。タイよりもギリシャを、コーヒーメーカーよりもトースターを、ミシェルよりもジェニーを選ぶべきではなかったか、と繰り返し自問することになる。絶えず後悔しているし、日々の活動を妨げ、負の影響を強める。私たちは不安になって戸惑い、後悔して悲しむ。自分は正しいことをしたのか？　考えを変えるべきか？　こうした考えでは、永久に立ち止まったままになってしまう。文字どおり立ち往生し、決められない状況に陥って、前進できなくなる。一方、決断をしたあとに選択肢の評価を変えると、自分がとった行動に入れ込む気持ちが強まり、前進をつづけられる。

長く難儀な検討の末、ようやくティムは、今年のクリスマス休暇をコスタリカで過ごすことに決めた。ティムの脳裏にはすでに、広い砂浜でくつろぎ、ジャングルのなかでM&M'sのチョコが好きなサルに出会い、太平洋で波乗りをする自分の姿が浮かんでいる。こうしたイメージは、尾状核のドーパミン作動性ニューロンを一斉に活性化させる。そう、ティムは、すばらしい時間を過ごすことを期待しているのだ。

第9章

9・11の記憶は自分が思っているほど正確か？

感情が過去を変える

一八六五年四月一四日、金曜日。ワシントンD・Cのフォード劇場では、トム・テイラー作の三幕からなる喜劇『われらがいとこはアメリカ人』が上演されていた。若きアメリカ人が、イギリスの裕福な親族の遺産の相続を求めて海を渡る話だ。その夜の観客のなかに、将校であり外交官でもあるヘンリー・ラスボーン少佐と、婚約者のクララ・ハリスがいた。その隣には、メアリー・トッド・リンカーンと、その夫で大統領のエイブラハム・リンカーンが座っていた。

だれもがその場にふさわしくめかしこんでいた。ご婦人方は優雅なドレス、殿方は気品のあるスーツに身を包んでいた。このあとに起こる悲劇のことなど、だれひとり予想していなかった。ラスボーン少佐は気が触れてしまい、クララはこの将来の夫に殺されてしまう。クララとヘンリーがその狂気と殺人に至るまでにはまだ二〇年ほどあったが、メアリーとエイブラハムにとっては、これが共に過ごす最後の晩となる。午後一〇時一五分、ジョン・ウィルクス・ブースが、フォード劇場の大統領がいたボックス席に入り込み、メアリーの夫を撃った。舞台の芝居を楽しんでいた観客の笑い声が、メアリーの悲鳴で遮られる。大統領は重傷を負い、翌朝死亡した。(1)

この暗殺が二一世紀に起きていたら、すぐに携帯電話で事件の記録が残されていただろう。一時間も経たないうちに、混乱する劇場内の写真がフォックス・ニュースやCNNに流れ、その日のうちに全世界の人が事件について鮮明なイメージをもつことになったはずだ。しかしあの当時は、インターネットもテレビもFAXも携帯メールも、さらにはラジオすらなく、ニュースはゆっくりと伝わった。

私は、卒業式のために必要なあれこれを買い揃えようと、父と一緒にメイン州のオーガスタへ向かっていました。街へ入る急な坂を下っていたとき、私たちは異変に気づきました。だれもがみな悲しそうで、ひどく興奮した空気に包まれていたので、父は馬を止め、馬車から身を乗り出して呼びかけました。「おい、どうした？　何があった？」すると、「知らないのか？」という答えが――「リンカーンが暗殺されたんだ」と。だらりとなった父の手から手綱が落ち、父は涙を流したまま動かなくなりました。私たちは遠出の途中で、まだ用事が山ほど残っていましたから、しばらくして父は気を取り直し、私たちは沈む気持ちを抱えたまま、なんとか用事を済ませました。

これは、今では「フラッシュバルブ記憶」と呼ばれる現象についての最初の調査結果から引用されたものだ。調査結果そのものは、F・W・コールグローヴという科学者が、一八九九年に学術誌『アメリカン・サイコロジスト』で公表した。[2]「個人の記憶」と題されたその論文には、リンカーン大統領の暗殺を知ったときの人々の記憶が記されている。コールグローヴは、大半の人が、事件から何年もあとでも、リンカーン大統領の暗殺を知ったときにどこにいて何をしていたか、驚くほど詳細に思い出せることに気づいた。彼が提示した例では、別の時や場所で語られても、人間の経験はほとんど変わらなかった。

時は流れて、一九六三年一一月二二日の金曜日、テキサス州ダラス。テキサス州知事ジョン・ボウデン・コナリー・ジュニアは、妻のネリーとともに、ディーリー・プラザへ向かう大統領専用リムジンに乗っていた。後部座席には、ジャクリーン・ケネディとその夫ジョン・F・ケネディ大統領。彼らが一緒に車に乗るのは、これが最後となる。午後の一二時三〇分、リー・ハーヴェイ・オズワルドが近くのビルからジャクリーンの夫を狙撃した。大統領とファーストレディーを見て熱狂する群衆の大歓声に、ジャクリーンの悲鳴が重なる。三〇分後、ジョン・F・ケネディ大統領の死亡が宣告された。

ケネディ暗殺の画像は、記録され、報道されている。大統領のテキサス遊説を追いかけていたカメラマンたちが、ケネディの最後の瞬間を写真や映像に収めていたのだ。おかげで事件の捜査は、目撃者の証言だけに頼らずに済んだ。しかし、車上での決定的な瞬間は生中継されていなかった。事件の場面が最初に放送されたのは数日後、それも地方局の番組だった。暗殺の状況を最も完全に記録した映像は、エイブラハム・ザプルーダーによって撮影されたものだが、それも、テレビで放映されたのは何年も経ってからのことだ。

ハーヴァード大学のふたりの心理学者、ロジャー・ブラウンとジェームズ・クーリックは、この分野に大きな影響を与えた論文のなかで、ジョン・F・ケネディの暗殺を知ったときの人々の記憶について検討している。[3] コールグローヴと同様、このふたりも、事件を知ったときの人々の記憶がきわめて詳細かつ鮮明であることを明らかにした。この衝撃的な事件にかんする人々の記憶に、次のような質問への答えがたいてい入っていることに気づいたのだ（あなたも二〇〇一年九月一一日の経験について、同じ質問にすぐに答えられるか確かめてみよう）。「そのとき、どこにいたか？」「何をしていたか？」「だれから聞いたのか？　あるいはどうやって知ったのか？」「まわりの人の反応は？」「あなた自身はどんな気持ちだったか？」「どんな影響が出たか？」

調査結果をもとにふたりは、こうした公衆の面前での出来事の意外さや重大さが、その瞬間に起きたことを心にとどめる特有のメカニズムを作動させ、写真のような描写を生み出しているのではないかと考え、その描写を「フラッシュバルブ記憶」と名づけた。ブラウンとクーリックは、このように鮮明で詳細な記憶が並外れて正確だと考えた。ところが、彼らにはそうした記憶が実際に確かなのかを見きわめるすべがなく、のちにふたりの考えがすっかり間違っていることがわかった。

ブラウンとクーリックの研究は、ケネディの死後何年か経ってから報告された記憶の分析にもとづいている。彼らは、そうした記憶の検証に必要なデータをもち合わせてはいなかった。のちに、全米科学アカデミーの会員でコーネル大学教授のウルリック・ナイサーが、フラッシュバルブ記憶を、対象となる衝撃的な出来事の直後に本人がした報告と比較したことで、ようやく真相が浮かび上がってきた。

一九八六年一月二八日には、スペースシャトルのチャレンジャー号が、打ち上げからわずか七三秒後に空中爆発した。打ち上げの様子はCNNで生中継されていた。乗員に、ニューハンプシャー州の学校教師クリスタ・マコーリフも含まれていたからだ。マコーリフは、「宇宙授業プロジェクト」の一環として宇宙へ送られることになった最初の教師だった。NASAは、公立学校の子どもたちがテレビで打ち上げの生中継を見ることができるようにしていたので、結果的に大勢の生徒が生で爆発を目撃した。この恐ろしい大惨事の映像は、CNN放送網の各局でその日じゅう繰り返し流された。事故はマスコミに広く報道されたため、アメリカ人の八五パーセントは一時間以内に爆発のことを知った。

ナイサーは、事故から二四時間以内に、爆発のフラッシュバルブ記憶について調査を開始した。大学の学生たちに聞き込みをして、事故を知ったとき、どこで何をしていたのかと尋ねたのだ。そして三〇か月後に同じ質問をした。するとナイサーは、ブラウンとクーリックには得られなかったものを手に入れた。フラッシュバルブ記憶の正確さと整合性の調査に必要なデータが揃ったのだ。チャレンジャー号の爆発を知った経緯についての最初の説明と、二年半後の記憶を比較することで、こうした記憶が並外れて忘れられにくいのか、そう見えるだけなのかを実験で検証することができたのである。

ナイサーの得た結果は驚くべきものだった。回答者の二五パーセントは、惨事を知った経緯について、ひとつひとつのディテールを覚え間違えていた。のちの記憶にある経緯と、実際の経緯が、まったく一致していなかったのだ。チャレンジャー号の爆発を知らされた経緯を、当初ある被験者はこう語っていた。

宗教の講義を受けていたとき、何人かの学生が入ってきて、［そのこと］を話し出したのです。詳しいことはわかりませんでしたが、ただそれが爆発して学校の先生の教え子がみんな見ていたことを知り、とてもつらい気持ちになりました。そして講義が終わってから自分の部屋へ戻り、テレビ番組で事件の詳細を知りました。

三〇か月後、同じ被験者は、爆発を知ったときのことを次のように振り返った。

最初に爆発を知ったとき、ルームメイトと一緒に寮の一年生部屋にいて、テレビを見ていました。するとニュース速報が流れ、ふたりでものすごいショックを受けました。私はすっかり気が動転し、上の階へ行って友人に話し、それから両親に電話しました。(4)

だれもがここまで違っていたわけではないが、学生の半数は、記憶の内容のおよそ三分の二を間違えていた。最初の説明と、三〇か月後の記憶が完全に一致していたのは、回答者のわずか七パーセントだった。さらに驚かされたのは、被験者のほぼ全員が、自分は実際に起きたとおりに出来事を覚えていると確信していたことだ。1(記憶の正確さにまったく自信がない)から5(記憶は実際に起きたことを正確に描いていると一〇〇パーセント自信をもっている)までの尺度で、被験者の自信の評価は平均でなんと4・17だった。つまり学生たちは、自分が正確に思い出していると固く信じていたのである。しかも、記憶の正確さと本人の自信のほどには、まったく相関が見られなかった。すると多くの場合、人は、実はまったくの記憶違いなのに、自分の記憶が間違いないと思っていることになる。

ナイサーの画期的な研究結果は、フラッシュバルブ記憶が「ポラロイド写真」というより、「フォトショップで何度も修整されたスナップ写真」であることを示していた。修整された写真は、元の画像に似ているかもしれないが、もはや最初にとらえた姿を正確に表してはいない。ナイサーの得た結果は、フラッシュバルブ記憶を、それが描く出来事の正確なレプリカと見なしてはいけないことをはっきり示しているが、なおこんな疑問が残る。フラッシュバルブ記憶は、ありふれた日常の記憶よりも、元の出来事をうまく描き出すのか？　完全に正確ではなくても、昨日の夕食よりも9・11の出来事のほうが、よく覚えているのだろうか？

その場にいることが重要

九月上旬のあの火曜日の朝、私はのそのそと起き出し、コーヒーを淹《い》れた。その日の最初の授業まで、まだ一時間ほどある。一六丁目の通りの小さなロフトにたったひとつある窓から、外はいい天気なのがわかった。数分後、友人から電話があった。彼はすでにミッドタウンのオフィスにいた。どうやら、飛行機が世界貿易センターに突っ込んだらしい。私は、何が起きているのか確かめるためにテレビをつけた。朝のニュース番組『トゥデイ』で、煙を上げているビルの映像が流れていた。何が起きたのか、よくわからなかった。テレビでは、小型飛行機が誤ってツインタワーの北棟に突っ込んだのではないかとの推測が流れている。電話の向こうでは、パイロットの免許をもつ友人が、そんなはずはないと主張していた。

「幅六〇メートル、高さ四一五メートルもあるビルに誤って突っ込むなんて、ありえないよ」彼は言った。「それも、今日みたいに視界良好な日には絶対にない」

そのあと一時間ぐらいの記憶は、ややぼんやりしている。ただ、テレビで状況を追いつづけ、二機目が南棟にまっすぐに飛び込むのを見たと思うだけだ。その次に覚えているのは、南棟が崩壊するさまを生中継で見て、恐怖におののいていたこと。二〇分ほどして、どうすればいいかわからず、あえて通りに出た。

もちろん私は、階下で待ち受けている光景に、まるで心構えができていなかった。大勢の人が、ツインタワーに背を向け、六番街を北へ向かって歩いていた。多くの人は埃《ほこり》まみれで、二、三時間前はきれいだったスーツに身を包んでいた——男性は書類カバンを手にし、女性はお洒落なハイヒールを履いた姿で。携帯電話はつながらず、近くの公衆電話には長い列ができていた（まもなく固定電話も使えなくなった）。やがて、みなの目の前で北棟が崩れ落ちた。

二本目のタワーの崩壊に、私はすっかり仰天した。三〇分ほど前に一本目のタワーがなくなるところはテレビで見ていたし、両方のタワーに同じように民間機がぶつかったことも知っていた。経験豊かな科学者でなくても、そこから当然の結論を導き出せる。二本目のタワーもきっと崩壊するだろう、と。だが私には、このわかりきった成り行きが見通せていなかった（これも、最悪のシナリオを信じようとしない人間の性向を示す一例にすぎないのか？　あるいは、頭がすっかり混乱していたのかもしれないが）。それどころか、塵《ちり》がはるか遠くまでもうもうと立ちこめていて、自分が何を目撃しているのかさえよくわからなかった。二本目のタワーが崩壊したの？　それとも、近くのマンション？　三キロメートル以上離れた場所だったのに、目の前で構造物が倒壊したかに思えた。

私がニューヨークにいた数年間に印象的な出来事はたくさんあったが、二〇〇一年九月一一日午前一〇時二八分のあの瞬間は、私の心に突出して深く刻まれている。タワーが崩壊し、私のまわりの人たちがショックで悲鳴を上げる。私の右側には男性、通り向かいには紫の服を着た女性。もうもうと舞い上がる埃、暖かな陽射し。実験心理学の先駆者ウィリアム・ジェームズの言葉に、「印象が感情を非常に強く刺激すると、ほとんど脳組織に跡を残すほどになるのかもしれない」というものがある。(5) そうであるようにも思えた。いや、実際にそうだったのだろうか？

先週の水曜日の記憶が間違いだらけだと言われたら私もすぐに納得するだろうが、ずいぶん前の9・11の回想が不正確だとは、私もなかなか納得できないだろう。それでも私は、その回想が不正確かもしれないことをこれから示そうとしている。

二〇〇一年九月一二日、心理学者のジェニファー・タラリコとデイヴィッド・ルービンは、デューク大学の学生五四人を集め、一一日のテロ攻撃を知ったときのことを書き留めさせた。またそれだけではなく、テロ前日の二〇〇一年九月一〇日に自分がしたことをもすべて記してもらった。こちらは、心理学で言う「対照条件」――フラッシュバルブ記憶が忘れられる速さと比較するための基準――を提供してくれた。テロ前日の二〇〇一年九月一〇日、ほとんどの学生は、たいした出来事のないふだんどおりの日を過ごしていた。学生がふつう月曜日にするようなことをしていたのだ――講義に出て、図書館で勉強し、洗濯をして、友達と飲む。

一部の被験者は、一週間後にまた記憶を調べるために研究室へ来させられた。ほかの被験者は、四二日後、あるいは七か月半後に来るように言われた。そうしてどの被験者も、二〇〇一年九月一一日と、その前日の九月一〇日について、思い出せることをすべて書かせられた。日常の出来事の記憶と九月一一日の記憶に、何か違いは見られただろうか？　日常の記憶のほうがすばやく忘れられていたか？　答えは、前者についてはイエス……だが後者についてはノーだった。

タラリコとルービンは、九月一一日のテロ攻撃を知ったときの記憶が、ありふれた日常の出来事の記憶とまったく同じ速さで忘れられることを見出した[6]。そして出来事から何か月も経っても正確に記憶されているディテールもあれば、忘れられるディテールもあり、不正確に記憶されているディテールもあった。全体として学生たちは、二〇〇一年九月一〇日よりも二〇〇一年九月一一日のほうをよく覚えていたわけではない。だが、テロ攻撃の記憶と、洗濯をしたり講義に出たりした記憶を比べると、ひとつ大きな違いがあった。それは記憶の客観的な正確さではなく、主観的な質だった。

学生たちは、九月一一日の出来事がまったく自分の覚えているとおりに起きたと考える傾向がとても強く、そうではないと言われてもなかなか納得できなかった。九月一一日の記憶のほうが、九月一〇日の記憶よりも自信があっただけではない。テロ攻撃の記憶のほうが、ほかの記憶より鮮明でもあった。彼らは、もう一度全部同じ経験をしているかのようによく感じ、あの九月一一日に時間が戻ったみたいに思えると言った。しかし、その前日に講義に出たりジムに行ったりしたのを思い出しているときには、そのような追体験はしなかった。

タラリコとルービンは、一〇年以上前にナイサーがたどり着いたのとよく似た結論に到達していた。フラッシュバルブ記憶は、通常の記憶よりも正確なわけではないが、確かにそう見えるのである。どうしてそうなるのか？　どうということのない出来事を思い出す場合、記憶の正確さと、記憶に対する本人の自信のほどは、たいてい釣り合っている。ところが9・11やスペースシャトルの爆発や大統領の暗殺のように、感情を強く揺さぶられる出来事の記憶となると、記憶に対する自信のほどが、もはや記憶の正しさを示すのに適切な指標とならないのはなぜなのか？　この疑問に答えるには、働いているさなかの人間の脳を調べる必要がある。

偶然にも、私と同僚は、それをおこなうのにうってつけの状況にいた。二〇〇一年、私はニューヨーク大学で研究をおこない、とくに感情が記憶に及ぼす影響を調べていた。ニューヨーク大学は、グリニッチ・ヴィレッジの中心、ワシントン・スクエア公園のそばにある。世界でも有数の刺激的な街のど真ん中に位置しながら、グリニッチ・ヴィレッジには近所付き合いのぬくもりが感じられた。そこはまた、9・11のグラウンド・ゼロ（爆心地）からわずか三キロメートルあまりの場所でもあった。

二〇〇一年九月一一日の時点で、私たちの学科にはまだｆＭＲＩスキャナーはなかった。スキャナーが設置されたのは約一年後で、テロが起きた火曜日の朝からおよそ三年経って、私たちはフラッシュバルブ記憶を媒介する神経メカニズムの調査に乗り出した。9・11の個人的な出来事を思い出すときに、もっと平凡な出来事を思い出す場合と違って、何か特有の神経メカニズムが関与しているのかどうか、明らかにしようとしたのだ。そこで脳画像研究のために、テロ当日にマンハッタンにいた人を集め、彼らの脳をスキャンしながら、あの日に経験したことを思い出してもらった。こうして脳の画像処理を利用することによって、被験者があの恐ろしい出来事を思い出すときに脳のどの部位が活性化するかを確かめることができた。

タラリコとルービンの調査と同じく、私たちの調査でも、9・11の記憶と比較できるような基準が必要だった。そのため私たちは、9・11の記憶を、事件前の夏の記憶と対比させることにした。つまり、fMRIスキャナーで調べながら、被験者に九月一一日の出来事だけでなく同じ二〇〇一年の七月や八月の出来事も思い出してもらったのだ。七月や八月の記憶には、夏休みを利用した就業体験や、夏期講座、海外旅行の話が多かった。それらはひとりひとり違い、三年過ぎても思い出せるほど被験者にとって印象深い出来事だったが、9・11のようにショッキングで意外きわまりない出来事ではなかった。

被験者は、fMRIスキャナーのなかに横たわっておよそ一時間にわたり、そうしたさまざまな出来事を回想した。彼らは、スキャナー内部に設置された鏡を介して、コンピュータの画面を見ることができる。私たちはその画面に、具体的な記憶を思い起こすヒントになるよう、手がかりとなる単語を表示した。それに加え、「九月」か「夏」のいずれかの単語も表示し、被験者に九月一一日の記憶か、その前の夏の記憶のどちらを呼び起こさせるかを指示した。たとえば、「友人」と「九月」が一緒に表示されれば、被験者は9・11の友人にかんする記憶を呼び起こして語らなければならない。そのようにして、およそ六〇の記憶を取り出してもらった。それを終えると、被験者はスキャナーから出て、コンピュータの前に座る。そしてまた、彼らに先ほどの記憶をひとつとおり思い起こさせるが、今度は自分で文章としてタイプしてもらう。さらに、その記憶がどれだけ鮮明で、出来事をきちんと起こったとおりに記憶している自信がどれだけあるかも、答えさせた。思い出すあいだ、彼らはその出来事を追体験しているかのように感じているのか？　その記憶はどれほど感情を呼び起こすものであるか？

私たちは、9・11の記憶のほうが、その前の夏の記憶よりも鮮明で、感情を強く呼び起こし、正確である自信もあると予想していた。ところが、得られたデータは別のことを語っていた。[7]夏の記憶よりも9・11の記憶のほうが鮮明で、感情を呼び起こし、正確さに自信があると答えたのは、被験者の半数にすぎなかった。残りの半数では、夏の記憶と9・11の記憶に差はなかったのだ。何がこのふたつのグループの違いを生んだのだろう？　なぜ、半数の人では9・11の記憶にフラッシュバルブ記憶の特質が見られ、残りの半数の人では見られなかったのか？

アメリカの民間調査機関ピュー・リサーチ・センターによれば、ニューヨーカーの五一パーセント、アメリカ人全体の三八パーセントが、二〇〇一年の私生活で最大の出来事として九月一一日のテロ攻撃を挙げていた。[8]もちろん、九月一一日にマンハッタンにいなかったとしても、あるいはアメリカ国内にすらいなかったとしても、あの日のことを思い出すことはできる。世界じゅうの人が、それぞれ9・11にまつわる個人的な体験を語ることができ、ほとんどの人は何度も語ってきただろう。しかし、記憶の主観的な質となると、アメリカン航空11便が世界貿易センターの北棟に突っ込んだときに、グラウンド・ゼロから三キロメートルの距離にいたのか、三万キロメートル離れた場所にいたのかが重要な意味をもつという事実に、私たちはまもなく気づくこととなった。それどころか、距離が三キロメートルか八キロメートルかでも、大きな違いが出た。

私たちは調査の一環として、被験者に、9・11の個人的な経験にかんする質問票にも答えさせていた。なかには、その日どこにいたか、あのビルにいただれかを知っていたか、テロ攻撃が自分の私生活にどんな影響を及ぼしたかという質問もあった。その回答から、9・11の記憶の主観的な質が、テロ発生時に世界貿易センターからどれだけの距離にいたかによって決まることがわかった。

世界貿易センターから平均で三キロメートルあまりの場所（マンハッタンのダウンタウン）にいた人の場合、9・11の記憶は並外れて鮮明で、記憶の正確さについても強い自信があり、その前の夏の記憶よりもはるかにそうだった。ところが、世界貿易センターから平均で七キロメートルあまりの場所（エンパイア・ステート・ビル周辺）にいた人の場合、事件当日の記憶と夏の記憶の感じられ方に大きな違いは見られなかった。被験者はみな九月一一日にマンハッタンにいたが、世界貿易センターにほど近いダウンタウンにいた人の記憶は、もっと離れた場所にいた人の記憶と質的に違っていたのである。

一方のグループには「脳組織に跡」を残したのに、もう一方のグループにはそうではない。

この両者の経験の違いは、何がもたらしたのだろう？　あの日、ダウンタウンにいた人だけが、ビルの倒壊を目にし、爆音を聞き、煙の匂いを嗅いだ。「私はこの目で見たんです。ツインタワーが赤い炎を上げて燃えていました。あたりはやかましく、人々の泣き叫ぶ声も聞こえました」と被験者のひとりは言った。グラウンド・ゼロそのものにいた人は、事件に実際に巻き込まれていた。私たちの調査で聞いたなかでも最高に恐ろしい体験談のひとつは、ここで私がマットと呼ぶことにする男性のものだ。彼はあの日、ウォール街に出勤していた。

ウォール街の地下鉄駅から地上に出たとき、そこらじゅうに空から紙切れが降っていたのを覚えています。見上げると、うちのビルの上空に煙がたなびいていました。上の階のオフィスに入ると、同僚のひとりが、たった今飛行機がＷＴＣ（世界貿易センタービル）にぶつかるところを見たと言っていました。私たちは、何が起きているのか確かめに行くことにしたのですが、ブロードウェイとリバティー・ストリートの交差点でリバティーパークの前に立つと、巨大な穴が見え、ものすごい炎がビルのてっぺんを飲み込んでいました。それを見ていたとき、二機目の飛行機が南棟に突っ込みました。爆発が起き、辺りにいた人はみな反射的に身をかがめ、それから反対方向に駆け出しました。燃え上がるビルと降りそそぐがれきから逃げようと群集が走るなか、私の横でお年寄りの女性が地面に叩きつけられ、人々に踏みつけられていたのも覚えています。私がロボットのようにぎくしゃくした走り方でブロードウェイを渡っていると、目の前の男を車が轢《ひ》きそうになり、その急ブレーキをかけた音で我に返りました。やみくもに爆発から逃げていた私は、それでまわりの世界の存在に気づいたのです。ふと見ると建築用の足場があったので、そこへもぐり込んで降りそそぐがれきから身を守り、逃げる人々が押し寄せてても踏ん張ってもちこたえました。そこでしばらく待ちながら、二本のタワーを見ていましたが、やがて少し状況が落ち着いたので、まだ残っている人がいたら逃げろと言おうと、オフィスへ引き返したのです。あとは、タワーから逃げるように同僚と一緒にブロードウェイを歩き、トライベッカ地区を抜けて自宅へ向かいました。思い出すのは、タワーの側面にあいた巨大な穴と、晴れわたる青空を背にした炎です。通りにあふれた人は泣いたり叫んだり、路上の車から聞こえるラジオに耳を傾けたりしていました。タワーを見つめながら、そうした車のどれかから、ペンタゴン（アメリカ国防総省）に飛行機がぶつかったというニュースが流れるのを聞いていると、上のほうの階から飛び降りる人の姿が見えてきました。そんな人影を五、六人ほど目にして、どんな状況に追い込まれたら、一一〇階から飛び降りたくなるのだろうと思いはじめました。思わず目をそらしましたが、悲鳴が聞こえたので振り向くと、ビルが崩壊し、わき起こる煙とがれきのなかに消えていきました。このときのことを、私は決して忘れません。

これほどの出来事をじかに経験した場合に感情的に受ける衝撃がどんなものかは、想像することしかできない。はっきり言えるのは、事件現場から遠く離れた場所では、まったく違う記憶が生み出されるということだ。あまり感情的でなく、あまり印象的でもない記憶である。マンハッタンのミッドタウンにいた人は、飛行機の衝突やビルの崩壊を見るには遠すぎた。彼らは、友人やメディアから事件のことを知った。「私はオフィスにいてテロ攻撃のことを耳にしました。それでインターネットで調べたのです」とは、ある被験者の言葉だ。別の被験者は、「カフェ・タチ〔アップタウンのコロンビア大学付近にある〕でテレビのニュースを見ていて、おそらくテレビから爆発音を聞いたのだと思います」と語った。

つまり、あの九月一一日にダウンタウンにいた被験者は、テロ攻撃の経験を直接自分でしており、恐怖を感じたと報告しているのに対し、ほかの被験者は、その出来事をまた聞きの形で経験していたのだ。ツインタワーに近い場所にいた人のほうが、自分の記憶がより鮮明に思えただけではない。記憶を語る際に用いた言葉も多く、より細部まで伝えていた。ある被験者は、こうした経験の違いと、それが自分の私生活に及ぼした影響について、このように語った。「あのときカリフォルニアにいたボーイフレンドと、事件の話をしようとするとイライラさせられました。この出来事についてふたりの経験が違い、だから見方も違っていることを、彼には理解できなかったのです。……私たちはまもなく別れました」

これらの記憶はどれも、正確なのかどうかわからない。回想の内容と比較できるような9・11の個人的な話は把握していないからだ。タラリコやルービンと違って私は、このような記憶が、洗濯などの日常的な出来事の記憶と異なるのかどうかも、どれほど異なるのかも、答えられない。ただ、現場にいた人――ビルの崩壊と、飛び降りて死ぬ犠牲者を見ていた人――にとって、そうした経験の記憶は、過去に起きたほかの印象的な出来事の記憶とは質的に異なっていたとは言うことができる。一方、インターネットやテレビでビルの崩壊を知った人にとっては、その記憶は、鮮明ではあっても、夏の就業体験や新しい街への転居の記憶とあまり変わらなかった。

脳内に見られる変化

そこで私と同僚は、集めたｆＭＲＩのデータに目を戻し、この違いが脳内でどのように伝えられるのかを確かめることにした。九月一一日の被験者と倒壊するタワーとの距離が、その出来事を三年後に思い出すときに、脳の活動の違いとして表れていたのだろうか？

私たちは、被験者が燃えさかるタワーの間近にいたのか、数キロメートル離れていたのかを知る手がかりとなりうる特異なパターンを、回想中の脳の活動にふたつ見つけ出した。まず、扁桃体の活動に明らかな変化が見られた。この構造体は、これまでの章で何度か登場してきた。

感情の各要素の伝達にかかわる神経系が、一九二七年に初めて本格的に検討されたとき、扁桃体が主要な役割を果たしているとは考えられていなかった。扁桃体と恐怖や不安との関連がようやく示唆されたのは一九三〇年代の後半で、このときハインリヒ・クリューヴァーとポール・ビューシーというふたりの研究者が、側頭葉内側部（ここに扁桃体がある）を損傷したサルは怖いもの知らずになるように見えることを報告している[9]。しかし、そのような感情の欠如をもたらす具体的な損傷の部位として扁桃体が特定されたのは、一九五六年のことだった[10]。それ以来、感情の処理や感情が記憶に及ぼす影響の伝達において扁桃体の果たす役割が、盛んに研究され報告されてきた[11]。

動物実験では、扁桃体が、恐怖の表明や、危険を示す刺激の学習において、とくに重要な役割を果たしていることが明らかにされている。たとえばラットは、電気ショックを受けるなど嫌な状況に出くわすと、その場に凍りつく。そして、電気ショックを受けそうな場所をすぐに学習することができ、逃げるチャンスさえあれば、前に電気ショックを受けた部屋を避ける。ところが、扁桃体を損傷すると、そうした危険な場所を避けることを学習せず、前に電気ショックを受けた部屋に入れられても、恐怖を表明しない（つまり凍りつかない）[12]。どうやらこの哀れな生き物は、扁桃体が無事でなければショッキングな出来事を覚えていられず、そのせいで危険を避けられないようなのだ。

感情の記憶の神経回路という点では、私たち人間もラットと少し似ている。自動車事故や物理的な攻撃など、感情を刺激する状況に直面すると、人間の扁桃体は激しく反応する。扁桃体の反応は、その状況に対して即座に起こる感情に影響するだけでなく、そうした刺激的な出来事の記憶が長期的に保存されるプロセスへの影響においても重要な役目を果たしている。扁桃体は記憶の保存に対し、そばにある海馬など、記憶の固定にかかわる他の脳構造にその記憶を投射して直接的に変化を与えるだけでなく、記憶の固定をうながすストレスホルモンを介して間接的にも変化をもたらす。

世界貿易センターが崩壊したときにそばにいた人の扁桃体は、自宅のリビングにいてテレビでその出来事を見ていた人のものに比べ、より強く反応していたと推定できる。公衆の面前で起きたショッキングな出来事を知るだけでも扁桃体を刺激するかもしれないが、その反応の強さは、出来事に対する本人の個人的経験に応じて変わる可能性が高い。

あの日ダウンタウンにいたニューヨーカーは、いわゆる「逃避か闘争か」の状況に置かれた。夜の侵入者や森のクマなどといった危険に遭遇したとき、人間の体は行動の準備を整え（心拍数が上昇し、呼吸が速まる）、危険のもとから逃げるか、それと闘うかを選択する。ツインタワーにより近い場所にいた人ほど、自分の身にじかに迫る危険が大きいため、ただちに反応する必要性も高かった。ｆＭＲＩを用いた私たちの研究の被験者だったマットのように、ツインタワーの間近にいた人は、逃げる以外に反応のしようがなかった。大量に舞い上がる破片から逃れようと、大勢の人が崩壊するタワーに背を向けて走っている写真は、だれもが目にしているだろう。そうした写真に写った人のストレスホルモン濃度はきわめて高く、もしかしたらそれまでの人生で最高だったかもしれず、その高い状態がきっとかなりの時間続いたのではなかろうか。

ツインタワーはきわめて高く、舞い上がった破片は広範囲に及んだので、グラウンド・ゼロから三～四キロメートルの場所にいた人には、タワーが実際より近くに感じられた。私自身、三キロメートルほど離れた場所から北棟の崩壊を見ていたときに、これを経験した。すでに書いたとおり、あの日は視界良好で、破片の雲は遠くまで広がった。そのため私は、ビルの崩壊がすぐそばで起きているように感じたのだ。私の扁桃体はかなり強く危険のシグナルを発していたのではないかと思うが、マットほど強烈でなかったこともほぼ間違いない。

もっと北の、ミッドタウンのオフィスにいた友人は、遠くに煙を見て、ダウンタウンへ急行する救急車と消防車のサイレンを聞いていた。彼自身、多少の身の危険は感じていたかもしれないが、彼の脳は緊急の合図を発しておらず、すぐになんらかの行動をとる必要も示していなかった。ストレスホルモン濃度はふだんより高かっただろうが、ウォール街にいた人や、一四丁目で私の通り向かいに立っていた女性の値には遠く及ばなかったにちがいない。

だが、これはすべて、あくまで私の知識や経験にもとづく推測にすぎない。九月一一日に、街じゅうの人の血液サンプルを採取したわけでもないし、扁桃体の活動を記録したわけでもない。それでも私は、事件の三年後に、マットを含む二三人のニューヨーカーの扁桃体の活動を記録した。すると案の定、テロ攻撃にかんする自分の経験を思い出してもらったところ、マットのようにその日マンハッタンのダウンタウンにいた人は、ミッドタウンにいた人より、扁桃体の活動のレベルが高かった。世界貿易センターに近い場所にいた人ほど、あの日のことを考えているときに扁桃体が強く反応した。扁桃体のシグナルは、被験者が9・11の記憶に対して感じる強さや鮮明さに直結していた。グラウンド・ゼロの近くにいた人ほど、記憶はより感情に訴えて生々しく、回想中の扁桃体の反応はより大きかった。

私たちが得た脳画像データは、9・11での世界貿易センターからの距離がどれほど記憶に影響するかについて、もうひとつ重要な手がかりを示していた。ダウンタウンにいた人があの日について考えるときは、海馬傍皮質の活動が通常より低下していた。脳のこの部位は、視覚的な場面のディテールの処理や認識にかかわっていると考えられている。心理学者はすでに、感情に訴える出来事を目にするとき、私たちの意識が、出来事の中核をなす刺激的な要素（タワーの崩壊など）に集中し、周辺のディテール（自分の隣に立っている人など）を切り捨てることを発見していた。結果的に、周辺のディテールはあまり符号化されず、そのため記憶の符号化と取り出しがなされるあいだ、後部海馬傍皮質の関与は少なくなる。刺激的な出来事を回想するときに海馬傍皮質のニューロンの活動が低下し、扁桃体のニューロンの活動は高まるとしたら、それで、ショッキングな出来事を思い出すときに、感情に訴えるような中核的ディテールや、そのときの自分の気持ちは思い出すのに、周辺のものについては必ずしも正確なディテールが得られないわけも説明できる。

六番街に立ち、大きな塵の雲が急速に迫り来るのを見ていたのを思い出すと、当時の混乱した気持ちが容易に蘇り、すぐにあのときに引き戻される。回想中に私の感情が示した反応は、鮮明な記憶であるような感覚を生む。自分の記憶は本物だという感覚は、部分的には正しいだろう。タワーの崩壊やそれに対する自分の感情の反応については、私は実際に正確に覚えているかもしれず、その回想のディテールには扁桃体の働きが関与しているらしい。だが、それ以外の、むしろ海馬傍皮質の働きに依存するようなディテール——通り向かいにいた女性が着ていた紫の服など——については、記憶の信頼性が低いかもしれない。

重要なのは、感情に訴える出来事の厳密にどのディテールが、平凡な出来事のものより正確に覚えられていて、どのディテールがそうでないかを知ることである。科学者は、この問題を解き明かそうとがんばっている。まだ明確な答えは出ていないが、これだけはわかっている。人生でこれ以上ないほど感情を喚起する出来事となると、その記憶に対する私たちの自信のほどは、記憶の正確さの指標として信頼に足るものにはならない。これは、法制度にとって、なかでも目撃証言の有効性にかんして、重要な意味をもつ。目撃者の側に悪気はなくても、その証言が不正確であることはよくあるのだ。

ブラジル人青年ジェアン・シャルレス・ジメネゼスが誤射された事件を考えよう[13]。二〇〇五年七月二二日、ジメネゼスは、ロンドンの地下鉄ストックウェル駅構内でロンドン警視庁の警官に撃たれて死亡した。当初、複数の目撃者の話では、彼は改札を飛び越えて警察から逃げたことになっていた。しかしまもなく、そのような事実はなかったことが明らかになる。ジメネゼスは警察から逃げていなかったし、改札を飛び越えてもいなかった。目撃証言は、多くの点で不正確だったのだ。ジメネゼスの服装についても、警官たちの対応についても、彼に向けて発砲された回数についても、目撃者の記憶は一貫していなかった。のちに、ジメネゼスは前日の爆破未遂事件の容疑者として警察に誤認されていて、本当は無実だったことがわかった。話が複雑になったのは、警察が事実関係を明確にできず、目撃者のひどく不正確な報告に頼ったからである。結局、事実がマスコミに漏れ、警察は、自分たちの立場を守るために情報をねじ曲げたとして非難された。

記憶の役割は、過去の経験を未来の考えや行動の手引きとして使えるようにすることだ。ある出来事が自分の頭に強い印象を残していて、その記憶が正しいと信じていると、私たちは、絶対に正しいかどうかにかかわらず、その記憶にもとづいて行動する。たとえば、ある晩、公園をひとりで歩いているときに襲われたら、もう二度と、暗くなってからひとりで公園に入りたがらなくなるだろう。公園のどの辺りで襲われたか、襲撃者の風貌はどうだったか、あるいはどの時間に襲われたかは、関係ない。脳には、こまごました情報をすべて保持するだけの容量はない。それでも、夜に人気《ひとけ》のない場所をひとり歩きしてはいけないことをいつでも思い出すためには、その出来事の記憶に自信がなければならないのである。

記憶にかんして言えば、良い出来事や悪い出来事、嫌な出来事について、たとえそうした出来事の完璧なレプリカを提供するものでなくても、鮮明な記憶をもつことが重要だ。子どもは、熱いオーブンに触って火傷したときの痛みを覚えていれば、もう焼きたてのマフィンやパンをオーブンから素手でつかみ出そうとはしない。試験に落ちたときの鮮明な記憶は、次の試験で受かるためにもっとがんばって勉強をさせるし、過去の失恋のつらさをすぐに思い出せれば、次の恋愛ではそれが手助けとなる。過去の否定的な経験をもとに学習して将来もっと良い成果が出せると思えば、むしろ楽観性をうながすことになるのだ。楽観的な人は、必ずしも「過去」に対して肯定的なバイアスのかかった見方をするわけではないし、やはり必ずしも「現在」に対して肯定的なバイアスのかかった見方をするわけでもない。どれだけがっかりする経験をしても、バラ色がかった眼鏡を通して「未来」を見る人のことなのだ。

第10章

ガンを克服するほうがツール・ド・フランスで優勝するよりもいいのはなぜか？

脳は鉛を黄金に変える

ツール・ド・フランスで優勝するか、ガンを克服するか——あなたならどちらがいいだろう？　選ぶのに長くはかからないだろう。こんなばかげた質問をするなんてどうかしている、と思うにちがいない。もちろん、肉体的には大変かもしれないが、毎年フランスで開催される有名な自転車レースで誉れ高きチャンピオンになるほうがずっといいと思うだろう。このレースで、選手は約三五〇〇キロメートルのコースを二三日ほどかけて走破する。とてもつらい化学療法に耐える道——大多数のガン患者にとっては現実——を選ぶ人はきっといない。しかし実のところ、私たちはみな、この質問に答える十分な資格がない。選択肢の両方を経験してはいないのだから。私たちにできるのは、ガンを克服したらどんな感じか、ツール・ド・フランスで優勝したらどんな感じかを想像することだけだ。前者からは、病室、医師、脱毛、体重の減少、だるさ、吐き気、痛み、恐怖、悲しみのイメージが浮かぶ。後者からは、喜び、興奮、達成感、名誉、幸せといった感情が浮かぶ。この予想はどれだけ当たっているだろうか？　その質問に答えられる人物は、地球上にひとりしかいない。その名は、ランス・アームストロング。ツール・ド・フランスで七回優勝し、ガンを克服してもいる。その彼の言葉はこうだ。

本当のところ、ツール・ド・フランスで勝つのとガンに勝つのとどちらがいいか選べと言われたら、僕はガンのほうを選ぶ。奇妙に聞こえるだろうが、ツール・ド・フランス優勝者の称号より、ガンを克服した者の称号のほうがいい。人として、男として、夫として、息子として、そして父親としての僕に、ガンはすばらしいものをくれたからだ。(1)

ランス・アームストロングは、一九七一年にテキサス州で生まれた。一二歳からトライアスロンに参加しだし、まもなく、一番強い種目は自転車であることがわかる。一九九〇年代初めには、自転車選手として優れた成績を収めていたが、当時のトップレベルの選手ほど突出した存在とは見られていなかった。その後、一九九六年のツール・ド・フランスのさなかに突然体調を崩し、棄権した。数か月後、アームストロングは精巣ガンの診断を受ける。ガンはすでに脳と肺にも転移していた。彼は、脳腫瘍と患部精巣の摘出手術を受ける。そしてガンの診断を受けてから二年も経たないうちに、プロの自転車選手として復帰した。しかも、前よりも強くなって。一九九九年、彼はツール・ド・フランスで初優勝を果たし、その後もさらに六年つづけて優勝した。

アームストロングの人生がずっと順調で、ガンによる試練を受けていなかったとしたら、彼はこうしたすべてをなし遂《と》げていただろうか？　答えはイエスかもしれないし、あるいは才能はあってもふつうの選手だったかもしれない。だれにもわからないし、そんなことは本当はどうでもいい。重要なのは、アームストロング自身がどうだったろうと信じているかだ。彼の自伝『ただマイヨ・ジョーヌのためでなく』（安次嶺佳子訳、講談社）を読んだ人ならわかるのではないかと思うが、アームストロングは、ガンとの闘いによって思いがけない強さと、おそらくは新しい人生観までも手に入れ、そのおかげで個人的な目標と職業上の目標を追求し、実現することができたのだと信じている。つまり、ガンを克服する必要のなかった人は否定的な観点でしか先を見通さなくても、アームストロングのようにガンを克服した人は、ほかの人が不運と見なすもののなかに、メリットを見つけるのだ［訳注：アームストロングがガンに打ち勝って競技に復帰した事実が偉大であることに変わりはないが、彼は二〇一二年にドーピング違反の裁定を受け、一九九八年八月以降の全タイトル剥奪と自転車競技からの永久追放という処分を受けている。翌年には本人もドーピングの事実を認めた］。

「賢者の石」

どうやら私たちは心のなかに、逆境をチャンスに変えることのできる「賢者の石」をもっているようだ。古代の錬金術において、賢者の石は、卑《ひ》金属を金や銀に変えたり、あらゆる病気を治す「万能薬」を作ったりするうえで重要な要素と考えられていた。二〇世紀までおよそ二五〇〇年ものあいだ、古代のエジプト・ローマから中国に至るまで、多くの哲学者や科学者が、賢者の石の探求に人生を捧げてきた。最近ではハリー・ポッターと仲間たちの見事な活躍も描かれているが、手にした者に永遠の命を授けるとされるこの石は、結局見つかっていない。錬金術師も懸命に挑んだが、卑金属をほかの何かに変えることはどうしてもできなかった。

しかし人間の脳は、実に手際よく「鉛を黄金に」変える。あっという間に、ほとんどわけもなくそれをやっているように見える。私たちの心は、どんな難局に直面しても、それに対して最も報われる見方を探り出して採用する。私たちは、離婚や失業や病気などの困苦を恐れ、乗り越えられないように思うこともあるが、その考えはたいてい間違っている。人は、ほぼどんな不幸に見舞われても、えてして驚くほど速く通常の幸福度を取り戻す。事故に遭《あ》って下半身不随になった人も、ほんの一年後には、日常の出来事を健康な人と同じぐらいのレベルで楽しめていると語る。(2) さらに、自分が将来感じると予想する幸せの程度も、健康な人と変わらない。

離婚をしても二、三年のうちに、離婚の一年前に感じていたのと同じぐらい人生に満足しているると答えるようになる。配偶者に先立たれた場合にはもう少し時間がかかるが、それでも伴侶の死から数年のうちには、彼らの幸福度も元のレベルまで回復する。(3)

ところが皮肉にも、人は、将来そのような不幸と向き合う羽目になった場合に自分がどう感じるかを予測するのが、ずいぶん苦手らしい。最愛の人を亡くしたあと、あるいは下半身不随になったあと、どうするか予想するように言われたら、人は、自分の感情が示す反応の長さや強さを過大評価しがちだ。多くの人は、「そうなれば私の人生は終わりです。生きていけません」と答える。「夫に離縁されても、私はすぐに立ち直り、前と変わらないぐらい幸せに過ごせます」とか、「両脚が動かなくなっても、きっとほかの人と同じように楽観的に未来を考えられます」と答える人はまずいないだろう。ところが、たいていの場合、こちらのほうが正しい。さまざまな病気について、患者が実際に告げる人生や楽しみの質は、健康な人がそうした病気になったらと想像するレベルより、はるかに高いのだ。(4)

マット・ハンプソンの例を紹介しよう。マットは二三歳だ。ある日、いつものようにラグビーの練習をしているさなか、彼の人生は一変した。不幸な出来事で、彼は脊椎を脱臼し、首から下が麻痺してしまった。おそらく一生このままだろう。ほんの一瞬で、マットは自立した屈強な若者から、二四時間介護を必要とする身になった。いまや、車椅子をあごで操縦し、人工呼吸器で呼吸している。たいていの人は、反射的にマットを気の毒に思うだろう。そして自分が彼のようになるのを恐れる。ところがマット本人は、「今では人生が変わりました。終わってはいません。変わったんです。それにちっとも悪くなっていません。ある意味で、良くなっています」と言っている(5)。ある意味で良くなっているというのは、なんらかの能力——ラグビーをする能力など——を失ったマットが、新しい技能を獲得し別の能力を探ることで、それを埋め合わせていたからだ。新しい人生で、彼はラグビーの論評や自伝を執筆している。また、ラグビーのウェブサイトを運営し、自分と同じような傷害を負った子どものために慈善事業もおこなっている。そして新しい家を建てているところで、地元のラグビーチームのコーチもしている。おそらく、たいていの人は彼より見劣りがするだろう。

脳は、耐えがたい事態に遭遇すると、すぐに逆境のなかに光を見つけるという手口を使う。重病になる前は、病気や障害はなんとしても避けるべきもののように思える。これは、逆境に対する見方としてうまく適応を遂げたものと言える。それにより、困難な状況を避け、危険から身を遠ざけ、体に気をつけるようになるからだ。しかし、こうした逆境が現実のものとなると、そんな見方は役に立たなくなる。前へ進むためには、自分の置かれた状況をすぐに見直し、起こった事態への評価をひっくり返して、これからの人生を歩んでいけるようにしなければならない。

車椅子の生活になったら生きている価値がないと思うことと、障害があっても申し分のない人生を送っている人の実体験とのあいだに見られるようなギャップは、「インパクトバイアス」として知られる頑固な誤認の一例である。インパクトバイアスとは、不都合な結果が自分の幸福度に及ぼす影響を過大評価してしまう人間の性向のことだ。心理学者は、人が未来の感情の反応を過大に見積もりやすい理由をいくつか提示している。第一に、私たちは、未来の出来事に対する自分の反応を予測するとき、その出来事のあとの人生について、非常に限られた側面だけを見る。例として、自分が車椅子で暮らさざるをえなくなったらどうなるかと考えてみよう。おおかたの人は、何が変わるかを考え、変わらないものを無視する。確かに、もうジョギングはできず、車椅子で行ける場所にしか入れず、これまでより人の助けが必要になる。しかし、日々の喜びを与えてくれる人生のさまざまな要素は、変わらずにある。まだ本は読めるし、映画も見られるし、ディナーにも出かけられ、家族や友人と過ごすこともできる。最初は、日常生活の変化がなにより強く感じられるだろう。だがしばらくすると、その変化にも慣れ、事故以前に楽しい気分にしてくれていたものが、再び自分の幸福度を決定するうえで主役となる。変わらぬまま存在する要素を無視し、変わる要素にだけ注目すると、どう感じるようになるかという予測と、結果的に実際に感じることとが食い違ってしまうのだ。

私たちは、変わらぬまま存在するものを考慮に入れそこなうだけではない。新しい環境に適応するみずからの見事な能力に気づきそこねてもいる。人間の脳は、きわめて高い可塑性と適応性を備えたマシンだ。公開初日に映画を見に行ったときのことを考えてもらおう。館内はほぼ満席で、あなたは結局最前列の席に座り、スクリーン全体を視界に入れようとして首をぐっと反らす。最初は、映画を楽しめないだろうし、まともに見ることもできないかもしれない。だが何分かしたら、あなたの脳はそうした形のインプットに慣れ、映画に熱中するようになり、最前列の席についた不運など忘れてしまう。

心は、ただ新しい環境に適応するだけではない。十分に適応するために、失った能力を補うような新しい能力まで生み出す。たとえば視力を失った人は、耳が良くなったり、触覚が敏感になったりすることが多い。マット・ハンプソンは、体は使えなくなったが、文章を書く能力を開花させた。長いことつづいていた関係が壊《こわ》れてひとりになると、人はすぐに、それまでは不要と思っていた技能を新たに身につける。どんなカップルでも、たいていは片方が相手より料理が得意で、もう片方は相手よりも社会的活動の手はずを整えたり家計を支えたりする傾向がある。そのため、相手の得意な技能は自分で伸ばす必要がない。ところが、相手がいなくなったとたん、オムレツの作り方や社会的活動の企画の仕方を知らなくてはいけなくなる。やがて自分が新たに獲得した能力に気づくころには、つらい出来事がもたらした肯定的な結果を高く評価しているのだ。

驚いたことに、つらい出来事に対する評価の変更は、その出来事の前にも起こりうる。まもなく解雇されるとか、もうすぐパートナーに捨てられるとわかっていると、私たちは事前に心のなかで、その出来事を肯定的にとらえなおそうとする。たとえば二〇〇八年の経済危機のあと、とくにその年の九月に起きたリーマン・ブラザーズの経営破綻のあとには、途方もない数の人が職を失いかけていることが明らかになった。そのドミノ倒しは一気には起きなかった。大半の人には、その先起こることについてしばらく考えるだけの時間があった。自分も余剰人員になると考えた多くの人は、その状況を、災難ではなく、自分を変え、仕事のうえで成長するための好機ととらえるようになっていった。大学に戻ったり、より良い勤め口を探したりするチャンスと見なしたのである。そのように評価しなおすと、現実に直面する前に、失業に対して否定的な感情がわく反応を修正できる[6]。その結果、立ち直る力が強まり、不安が軽減される。やがて解雇されても、何もしないよりは心構えができているのだ。

脳はこれをどのようにやってのけるのだろう？　私たちはどうやって望ましくない状況を受け止め、頭のなかで好転させるのか？　そんな疑問に対して、実験的手法で答えを出そうとするのは厄介だ。私と同僚がしたかったのは、つらい結果を考えるときに、それが人生の重要な一部になる前とあとで、神経のパターンがどう変わるかを調べることだった。被験者にガンを発病させたり、解雇を告げたりするのは、いささか倫理にもとる。ではどうするか？　はたして私たちが出した答えは？　人間がもつ最大の能力のひとつ――想像力――を利用したのである。望ましくない出来事が自分の身に起きたところを想像することで、実際にその出来事に対する評価が変わるのだろうか？

想像力は、きわめて強力なツールである。何が良くて何を避けるべきかを学ぶために、人生で起こりうるすべての出来事を直接経験することなど、物理的に不可能だ。人生の教訓の一部は他人の経験から学ぶこともできるが、それだけでは、起こりうるすべての状況がもたらす結果を予測できない。この問題を解決すべく、脳は巧みな芸当を生み出した――それが想像力なのだ。想像力は、私たちに将来起こりうる無数のシナリオがもたらす結果をシミュレートし予測させることによって、重要な役割を果たしている。私たちは、このすべてをいつでも自動的に、自分でも気づかぬままおこなっている。新しい仕事に就く前には、新しい環境で、新しい同僚や上司と毎日顔を合わせて働くところを想像する。そしてほぼどんな行動も、実生活で起こす前に、頭のなかですばやくシミュレートしがちだ。ショッピングからバンジージャンプまで、何をするにもまずは心の目でそのリハーサルをする。そうした柔軟な思考のおかげで、行動だけから学べることを超えて学べ、これから起こることに備えられる。

人間は、想像力を使うことに上達した結果、本物そっくりのイメージを頭のなかに生み出せるようになった。そうしたイメージはあまりにリアルなので、未来の出来事をシミュレートすると、その出来事が引き起こしそうな喜びや苦痛まで感じられる。たとえば、たくさんのアリがあなたの太ももを歩いてのぼっているとしよう。たいていの人は、考えただけで虫酸《むしず》が走る。あるいは自分が失明したと考えてみよう。たちまち恐怖と悲しみに襲われる。ほとんどの人は、過去に失明した経験などなく、知り合いにそうなった人がいるわけでなくても、その状況をかなり簡単に想像できてしまう。

私たちは、被験者の脳の活動をｆＭＲＩスキャナーで記録しながら、まさにそのようなつらい出来事を彼らに思い浮かべさせた(7)。皮膚ガンや足の骨折など、さまざまな病気や怪我を提示して、自分が来年そうした状況に陥るものと考えてもらい、どんな気持ちになると思うか答えてもらったのだ。化学療法を受けたり足をギプスで固定されたりしているときに、どれぐらいつらい気持ちになるかを記録しようと、被験者には、望ましくない出来事の否定的な側面に注目させた。こうして八〇種類の憂うつな出来事を想像させたあとで、私たちは思わぬ展開を導入した。彼らが同程度と評価した状況をペアで提示し、どちらがましか選ばせたのだ。「来年あなたが、次のどちらかを経験しないといけないとしたら――もちろん仮定の話ですが――どちらがいいですか？　片頭痛か喘息《ぜんそく》か？　足の骨折か腕の骨折か？」このようなペアを四〇個用意した。そして、被験者にそれぞれの状況をまた想像してもらいながら、再び彼らの脳をスキャンしたのだ。

被験者は、どちらがいいかを選んだあと、状況のひどさについて違うとらえ方をするようになっただろうか？　答えはイエスだ。あくまで仮定の話として選択したのだが、ふたつの不幸のうちましなほうを選んでから数分以内に、そうした状況に対する被験者のとらえ方に変化が見られた。つらい出来事のどちらかを選んだあと（たとえばスチュアートはヘルペスよりもノミのほうを選んだ）、被験者は、自分が選んだほう（ノミ）を前よりひどくないと考えるようになり、選ばなかったほう（ヘルペス）を前よりひどいと考えるようになったのだ。どちらの選択肢も一見ひどいと思えたかもしれないが、選んだほうの状況を評価し直し、肯定的な視点で見る（「ノミもそんなに悪くはない。かゆくてもステロイドの軟膏を買って専門の駆除業者を呼べばいい」）と、スチュアートの幸福感は高まった。

ノミやヘルペスなどの禍《わざわい》に対するスチュアートたち被験者の見方の変化は、脳の活動を調べても表れた。ノミとヘルペスのどちらかの選択をさせられる前は、スチュアートの脳の活動パターンに、どちらにやられていると想像するかによって検出可能な差は見られなかった。ところが一方を選んだとたん、変化が生じた。私たちが見出した変化は、被験者に休暇の行き先を選ばせた第8章の実験で見られた変化と似ていた。被験者が自分で選んだ休暇の行き先について想像するときは、切り捨てたほうの行き先を想像するときに比べ、尾状核の活動が高まっていたのだ。思い出してもらいたいが、尾状核は脳の奥にある神経細胞のかたまりであり、感情面で期待するシグナルを発している。スチュアートらを被験者とした今回の研究では、たとえば片頭痛よりも腰痛を選んだあとには、片頭痛に比べ、腰痛に悩まされた状態を想像しているときのほうが、尾状核の活動のレベルは高くなった。きっと尾状核は、腰痛に対する評価を――「あいたたた……つらいなあ」から「良くはないけど、そんなに悪くもないな」へと――アップデートしていたのだろう。

fMRIのデータから明らかになった変化は、もうひとつある。それは、前に私たちが脳内で楽観性を伝える際に重要であることを明らかにしたのと同じ領域――吻《ふん》側前帯状皮質（rACC）――に生じる変化だ。

先ほどの病気や怪我を選ばせた研究では、たとえばアナベルが腎結石より胆石のほうがいいと決断したあとは、胆石ができた状況を想像しているときに彼女のrACCで活動の高まりが見出された。rACCは、感情や動機にかかわる情報を処理する脳領域からのシグナルを監視することによって刺激の高まりをたどり、そうしたシグナルを調節するのだと考えられている。

自分が車椅子の人になったと考えてみよう。最初は、否定的な感情の反応（パニックや恐怖など）や否定的な考え（「二度とビーチを走れない」）が生じる。だが、この事態にうまく対処するために、そうした否定的な考えは抑制され、肯定的な考え（「少なくとも、私には愛すべき家族がいて、明晰《めいせき》な頭も残っている」）に注意が向けられるようになる。rACCは、このプロセスにおいて重要な役割を果たしているのだ。

恐怖を消し去る

ここまで説明してきた神経のメカニズムは、恐怖を消し去る役目を果たすメカニズムとよく似ている。どうやって恐怖が生じるかを調べるために、科学者はよく、「恐怖の条件づけ」という単純な実験のパラダイムを使用する。このパラダイムでは、ある人（場合によってはラット）に対し、音などの本来良くも悪くもない刺激のあとに、弱い電気ショック（またはなんらかの不快な処置）を与える。たとえば被験者に高い音を聞かせてから、弱い電気ショックを与えるのだ。すると被験者は、高い音が聞こえると電気ショックが来るということをすぐに学習する。やがては、高い音だけで、心拍数の上昇や発汗などの恐怖反応が生じるようになる。

実生活では、音と電気ショックを同時に経験する機会はあまりないが、ふたつの刺激が関連づけられる例ならたくさん考えられる。一例を挙げよう。子どものころ、私は毎朝歩いて通学していた。学校へ行くには、ある比較的静かな通りを抜けなければならなかった。通いはじめて最初の数か月は、何事もなかった。ところがある日、鋭い歯をのぞかせ涎《よだれ》を垂らしながら激しく吠える、恐ろしげな犬に遭遇する。まだ小さな子どもだった私には、その犬はとても大きく見えた。私はすくみ上がった。まったく同じ出来事が数日続いた。そしてとうとう私は、その通りに足を踏み入れたとたん、その犬の姿が見えても見えなくても、汗をかき動悸が激しくなるようになったのである。

数週間後、その犬はいなくなった。飼い主が家のなかで飼うことにしたのかもしれないし、もっと大きくておっかない動物に襲われたのかもしれないが、私にはわからない。犬の気配が消えて二、三週間経ったころ、私はもうあの通りを歩くことをためらいはしなくなっていた。以前は怖かった通りに足を踏み入れた瞬間、息づかいが荒くなりも動悸が激しくなりもしなかった。これを心理学者は、「恐怖の消失」と呼んでいる。かつては嫌な結果を予測させた刺激がもうそうではないことを学習するという現象である。

ニューヨーク大学のエリザベス・フェルプスとジョー・ルドゥーは、一連の実験で、rACCや、腹内側前頭前皮質にある他の部位が、扁桃体の生み出す恐怖反応を抑制する役割を果たしていることを示した。[8] 扁桃体は、学習された関連づけ（音と電気刺激、通りと犬）による条件刺激（「音」や、私の例では「通り」）への恐怖反応を生み出すにあたり、欠かせない役割を担っている。その刺激がもはや危険のサインとして有効でなくなると、恐怖反応のスイッチが切れる。rACCはこのプロセスの鍵を握っている。関連がなくなったときに恐怖を消し去るメカニズムがなかったら、私たちは四六時中おびえながら歩きまわっているにちがいない。

実際には、そうなってはいない。たいていの人は、通りをすたすた歩き、不安にさせる出来事に遭遇しても、意識的に努めて自分を落ち着かせることが多い。あなたの乗っている飛行機が急に揺れ出したとしよう。扁桃体がすぐに活動を開始し、冷や汗が出てくるが、あなたはただの乱気流だと自分に言い聞かせる。何度も経験し、しのいできたじゃないか。ゆったり座って空の旅を楽しめばいい。このときあなたは、感情を制御している。あなたの腹内側前頭前皮質が扁桃体の反応を抑制し、心拍が落ち着くのだ。感情をコントロールする手だてはたくさんある。ある考えを抑え込んでほかのことを考えてもいいし（つらいことがあっても、人前で泣かないように楽しいことを考えるなど）、状況や刺激の特定の部分にだけ目を向けたり、車椅子の生活になったときにマットがしたように、起きたことを肯定的にとらえ直したりしてもいい。

バイアスのかかった知覚

感情を制御し、出来事をとらえ直し、恐怖を抑制すれば、この世界に対する考え方が変わる。このとき、世界の見え方も変わるのだろうか？「バラ色の眼鏡を通して世界を見る」という言葉は、文字通りに受け止めるべきなのか？

砂漠に水たまりを見る、蜃気楼という錯覚を考えてみよう。二〇〇一年に公表された論文によれば、実際に砂漠で喉が渇《かわ》いていなくても、知覚を変化させることはできる。(9) 喉が渇いている人は、そうでない人に比べ、あいまいな視覚的刺激のなかに、水の特徴のひとつである透明さを認識しやすい。おそらく水をひどくほしがるあまり、被験者にとっての周囲のものの見え方に影響が及んで、液体などないのにそれが見えてしまうのだろう。ほかにも例を出そう。人混みのなかでだれかを自分の愛する人と見間違えてしまう傾向だ。会いたいと願っているときにはとくにそんなことが起こりやすい。欲求が、目標に合わせるように視覚へ影響を及ぼし、私たちをだまして、喉が渇いているときに水を見させ、淋《さみ》しいときに恋人の姿を見させるのである。

エミリー・バルセティスとデイヴィッド・ダニングは、独創的で、やや常軌を逸した実験をおこない、願望によって知覚が変わりうることを明らかにした(10)。ふたりは学生たちに、カルメン・ミランダの仮装をさせた。カルメン・ミランダは、一九四〇年代から五〇年代にかけて活躍したブラジル人歌手にして女優であり、南国のフルーツをあれこれのせた帽子など、ブラジルをイメージした衣装で知られる。彼女はこの目立つ帽子を、映画やブロードウェイの舞台で、たいていはミュージカルのときにかぶっていた。学生たちは、腰蓑《こしみの》を巻き、ココナッツのブラをつけ、プラスチック製のフルーツで飾った帽子をかぶった姿で、キャンパスの中庭（約一一〇メートル四方）を歩かされる。このシナリオは、よくある悪夢にも簡単に見つけ出せる。こんな夢を見た覚えがないだろうか。あなたは仲間の前で裸で立っているが、仲間たちはちゃんと服を着ていて、信じられないという顔つきであなたを見ている。といっても、実験の被験者のほうは裸ではない。ココナッツのブラと腰蓑とフルーツの帽子が生身の体を覆っている。私はそれでも嫌だと思うが。ところがなんと、バルセティスとダニングは、このいかれた実験に志願して（そう、志願して）参加する学生を三二人も見つけることができた。それも、参加と引き換えにもらえたのは……いや、数千ドルではなく、講義の単位だけだ。

このふたりの研究者は、公衆の面前で恥をかかせるべく学生たちを送り出す前に、半数の学生には、望むなら別の課題を選んでもいいと告げた。そのうえで、学生たちは「選択は自由」と書かれた証書に署名した。この被験者の一群は「選択度の高いグループ」と名づけられた。彼らはこの課題を自分で選んだのだ。一方、残り半数の学生には、いくつかの選択肢から課題を選んでおいたと告げた。彼らは「実験者が選択」と書かれた証書に署名した。こちらは「選択度の低いグループ」だ。

どちらのグループもそうして外へ送り出され、変わった衣装のまま中庭を早足で往復した。そのあとで彼らに、「あなたが歩いた距離はどれぐらいでしたか？」という簡単な質問をする。すでに書いたとおり、中庭の一辺の長さはおよそ一一〇メートルだ。しかし、ココナッツのブラとプラスチックのフルーツをのせた帽子という出で立ちで歩いたあと、どの学生も自分の望みを知覚に反映させていた。彼らは、中庭の長さをかなり短めに見積もったのだ。選択度の高いグループの学生がとくに短く見積もり、平均でわずか三四メートルほどと思っていた。選択度の低いグループの学生の答えは、五五メートルほどだった。

バルセティスとダニングの実験は、それで終わったわけではない。カルメン・ミランダの仮装の実験が非常にうまくいったので、ふたりは学生向けに、また面白い課題を提示した。今度は、着替えなくても大丈夫。学生たちは、オフロード用のスケートボードの上でひざまずき、手で地面を押して坂をのぼらされた。今回も、学生を選択度の高いグループと低いグループに分ける。それから両者に、これからのぼろうとしている坂の勾配を見積もらせた。するとやはり、自分でこの課題を選択した学生たちのほうが嫌だと思う気持ちが少ないようで、勾配を二四度と見積もっていた。これに対し、実験者にこの課題を割り振られた学生たちは、勾配を三一度と目測した。

「ココナッツのブラとフルーツの帽子で歩きまわる」研究と「手で地面を押して坂をのぼる」研究の両方から、肯定的な結果を得て否定的な結果を避けようとする願望は、周囲の状況の視覚的なとらえ方を変化させるほど強いのだと結論づけられる。結論はそれだけではない。人は、不快な課題を自分で選択した場合、周囲の状況を誤って認識しやすく、脅威を低めに（歩く距離は短めに、のぼる坂の勾配は緩めに）見やすくなるのだ。

認知的不協和が果たす役割

なぜ、不快な課題を選択すると、それが前より快いものに感じられるのか？　恥ずかしい課題や肉体的にきつい課題を選択することは、元の考え（「半裸にフルーツの帽子をかぶった格好でキャンパスを歩きまわるのは嫌だ」）と矛盾する。「認識的不協和」としても知られるこうした衝突は、否定的な感情を喚起する。この不快な感情は、状況の認識にバイアスをかけることによって軽減できる（「まあ、歩く距離は結構短いから、すぐに終わらせられるし、だれも気づきはしないよね」）。

一九五〇年代のアメリカには、地球は一九五四年一二月二一日にエイリアンによって滅亡させられると信じる教団が存在した。認知的不協和理論の提唱者レオン・フェスティンガーは、著書『予言がはずれるとき』（水野博介訳、勁草書房）でこの教団について語っている[11]。教団の信仰によれば、エイリアンは教祖――ミセス・キーチという人物――へ地球滅亡の日にかんする情報を送ってきており、教団の信者だけは救われると約束していた。ところがなんと、一二月二一日はエイリアンが現れぬまま過ぎ、世界の終わりはすぐには来ないことが明らかになった。それなのに信者たちは、教団を去るどころか、ますます信仰を深めていった。信者のあいだでは、自分たちの揺るぎない信仰心が世界を滅亡から救い、平穏な日々が戻ったと考えられたのである。

教祖とその予言に対する信者の強い信心は、現実（地球はまだ無事だ）と矛盾していた。こうした矛盾は不協和を引き起こしたが、その不協和は、「教祖は正しかった。彼女を信じたから、世界は救われたのだ」という新たな信仰を取り入れれば解消できた。

だがそもそも認知的不協和が引き起こされるためには、信者は自由意志で教団の一員になることを選んだのでなければならず、裏に別の動機があったのではいけなかった。ほかの信者に無理やり入信させられたり、入れば金をやると言われたりしたのなら、不協和を緩和させる必要そのものが生じない。それなら教団にとどまることが信仰心のみでなくほかの動機（強制や金銭）によって説明でき、そのため世界は終わりを迎えなかったという現実とも矛盾せずに済むからだ。

フェスティンガーは、実験で持論を証明することにした。世界の終わりが近いのだと人々に信じ込ませたのではない。ただ被験者に退屈な作業を一時間させたのだ。本のページをめくりつづけるという作業である——どう考えても楽しい作業ではない。被験者はそのあと、実は楽しい作業なのだと次の被験者を信じ込ませなければならない。相手を信じ込ませると、一ドルもらえる被験者と二〇ドルもらえる被験者がいる。最後に被験者は、作業が実際にどれだけ楽しかったかの評価をさせられた。

すると、一ドルしかもらえなかった被験者は、二〇ドルもらえた被験者よりも「ページめくり」の作業を面白いと評価していた。これはどういうことだろう？　なぜもらった金の少ない被験者のほうが、実際に楽しい一時間だったと信じて帰ったのか？　一見したところ、冷遇され一ドルしかもらえなかった被験者は、解消すべき不協和を抱えているように思える。矛盾が生じる原因はこうだ。かたや退屈な作業だと思いながら、かたやほかの学生に作業が楽しいと信じ込ませていたのだから――しかも、明らかにこれといった理由もなかったのに！　ならば、あの作業は最初に思ったほどひどいものではなかったにちがいない。一方、二〇ドルもらえた学生は、だます行為が必要なものだったと説明することで、簡単に矛盾を解消できた。大きな報酬（二〇ドル）を得るために、ほかの学生にページをめくるのが楽しいと信じ込ませる必要があったと説明できるのである。しかし一ドルしかもらわなかった学生は、自分の行為を正当化する別の理由を見つけなければならず、そのため作業の評価を「退屈」から「そうひどくはない」に変えた。それでうまいこと矛盾が軽減された。

したがってやはり、人間の心は、すばやく簡単に安定を取り戻す手だてを見つけているようだ。自分の態度を変えれば、幸せを取り戻せる。物理学の場合、相対性原理は、物理法則を記述する方程式がすべて、座標系に関係なく同じ形をとることを要請している。どのふたりの観察者が見ても、あるいはまた同じ観察者が違う時間・空間で見ても、式は同じに見えなければならないのだ。ところが、態度や評価はそもそも主観的なので、絶えず変化する環境や目標に合わせて容易に変化する。そのため、同じ作業が、ある瞬間には退屈に思えながら、次の瞬間には楽しく感じられることもある。離婚も失業もガンも、ある人にはこの世の終わりのように思えるが、別の人には成長の機会ととらえられる。それも、現在結婚しているかどうか、仕事に就いているかどうか、健康かどうかによるのだ。主観的なのは、考えや態度や評価だけではない。私たちの脳は、みずからの必要に応じて、物理的世界に対する知覚もあっさり変化させる。同じ出来事や刺激であっても、時が違えばまったく同じには見えない。同じ坂を見ても、のぼった先に何を期待するかによって、勾配が急に見えたり緩やかに見えたりする。ココナッツのブラと腰蓑とフルーツの帽子を身につけて歩くことを選択するかどうかによって、中庭は長くも短くも感じられるのである。

第11章

楽観性の暗黒面？
第二次世界大戦から信用危機まで
――リスクを見くびるのは赤ワインの飲みすぎと同じ

レオポルト・トレッペルは、ソヴィエトのスパイだった。第二次世界大戦が始まったころは、ベルギーのブリュッセルでカナダ人実業家に扮していた。彼はフォーリン・エクヤレント・レインコート社という輸出業者を隠れ蓑とし、ヨーロッパ全土に支社を展開しながら、自分の雇い主に対して防水コート以上のものを提供していた。そしてやがて、歴史の流れを変えうる極秘データをロシアにもたらすことになる――世に知られるなかでもとくに激しい戦いのひとつの行方を左右しうる情報だった。あいにく、トレッペルが提供することになった情報は物騒なものだった。事実、あまりにもひどかったので信じてもらえず、まともに取り合われなかった。この過ちのせいで、ソヴィエト連邦は軍にも民間にも無数の犠牲者を出すことになったのかもしれない。(1)

トレッペルのコードネームは「レイバ・ドム」だったが、彼の本名もまた出自を明らかにしてはいない。ドイツ特有の姓をもち、名のほうは、一六五五年にハンガリー王位に就いた神聖ローマ皇帝レオポルトI世と同じだ。とはいえ、クリスチャンの皇帝とはほど遠かった。トレッペルは、オーストリア＝ハンガリー帝国のノヴィ・タルクという貧しい町で、ユダヤ人家庭に生まれた。子どものころ家族でウィーンへ移り住み、そこで間もなく、トレッペルは激動の世界でおとなしくしていられるような人間ではないことがわかってきた。彼には政治的な魂があった。まず共産党のメンバー（ボリシェビキ）となり、一九歳のとき、ストライキを組織した罪でポーランドの刑務所に送られた。釈放後はパレスチナへ行き、イギリスによる統治に反対して戦うシオニストによる社会主義運動組織「ハショメル・ハツァイル」に参加した。パレスチナ追放後はフランスに移ったが、結成した政治組織がフランスの諜報機関に暴かれ、さらにまた逃亡する。

こうしてたどり着いた先がモスクワで、すぐにロシア連邦軍参謀本部の諜報部員になった。彼の任務は、ナチス占領下にあるヨーロッパで、ソヴィエトの諜報組織を監督・指揮することだった。この組織は「赤いオーケストラ」として知られていた。

トレッペルがヨーロッパで実業家に扮してスパイ活動をおこなっていたころ、ドイツでは、史上最大の軍事攻撃の準備が進められていた。ソ連侵攻である。ヒトラーは、早くも一九二五年に著書『わが闘争』（平野一郎・将積茂訳、角川書店）のなかでソ連侵攻の意志を表明しており、それから一五年経って、彼の攻撃と征服のビジョンが実現されようとしていた。一九四〇年一二月、ヒトラーは指令第二一号を発した。「バルバロッサ作戦」として知られる計画である(2)。

トレッペルは、すぐさまヒトラーの企みについてロシアに通報している。

二月、私は、フランスとベルギーから引き揚げて東方へ送られた師団の正確な数を記した詳細な急報を送った。五月には、ヴィシーにいたソヴィエトの大使館付き武官ススロパロフ大将を通じて攻撃計画案を送り、当初の予定日であった五月一五日を知らせ、その後、変更された日、最終的な日も伝えた(3)。

最終的な実行日は、一九四一年六月二二日だった。四五〇万の軍勢がソヴィエト連邦に侵攻した。ナチス指導者の意向であることは、疑いの余地がなかった。しかし、二月の時点でスターリンは、ドイツが攻めてくることはないと信じていた(4)。二国間には、外交にも経済にもかなり強いつながりがあり、協定も結ばれていた。一九三九年にソヴィエト連邦とドイツのあいだで調印された、モロトフ＝リッベントロップ協定と呼ばれる不可侵条約である。この条約では、秘密裏に、両国間に位置する諸国を分け合う境界線も定めていた。スターリンも、ドイツを最も信頼できる同盟国とは受け止めていなかったかもしれないが、ドイツに裏切られるとも考えられなかっただろう。事実、スターリンはトレッペルの報告に激怒し、嘘をついた罪でこのスパイを罰せよと命じた。

悪い知らせを伝えてきた者がトレッペルだけだったのなら、スターリンが聞き入れようとしなかったのもうなずける。二国間の合意に比べれば、ひとりのスパイの言葉にどんな説得力があるだろう？　しかし、トレッペルだけではなかった。彼が攻撃計画のことをモスクワへ最初に通報した直後、やはりソヴィエトのスパイだったリヒャルト・ゾルゲ（コードネームは「ラムゼイ」）から、ドイツの一五〇個師団が国境付近に集結しているとの知らせがスターリンのもとに入った。ゾルゲはまた、ナチスが侵攻を開始する正確な日も知らせているが、彼の情報も無視された。ローズヴェルト大統領からも、この作戦にかんしてアメリカのスパイの集めた情報がロシア大使のもとへ届けられたが、それも無視された[5]。スターリンは冷酷な現実に対して目をつぶっていた。「真っ昼間でも、目を閉じていては何も見えない。あのときスターリンと側近たちは、そんな状態だった」とトレッペルは書いている[6]。

スターリンも側近たちも、多くの点で常軌を逸し、ぞっとするような行動や考え——まれなものであってほしいが——を示していたが、少なくともある意味で、彼らの頭の働き方は、きわめて予測可能で一般的なものだった。

現実を直視しない

次に挙げる三つの出来事を考えよう。これらの出来事に一生のうちにあなたが遭遇する確率を予想してほしい（すでに経験済みの場合は、もう一度経験する可能性を見積もろう）。

1．ガンになる
2．離婚する
3．失業する

最初のものから考えていこう。あなたがガンになる確率は何パーセントだろうか？ アメリカの場合、ガンが、いろいろ種類はあるものの、死因の約四分の一を占めている。[7] あなたが一生のうちにガンになる確率は、当然これより高く、およそ三三パーセントだ。予想より高かっただろうか、低かっただろうか？

ロシアの指導部がドイツに侵攻される可能性を見くびったのと同じように、大半の人は、自分の人生で悪いことが起きる可能性を低めに見積もりやすい。[8] ひとつ目の可能性（ガンになる確率）には、三三パーセントより低い確率を答えるし、ふたつ目の可能性（離婚する確率）についても、五〇パーセントより低い確率を答えるはずだ（実際には、西洋の文化圏では結婚した夫婦のおよそ五〇パーセントが離婚に至っている）。

ニール・ワインスタイン（「楽観性のバイアス」という言葉の生みの親）が一連の研究で示した結果によれば、人間は、自分が不幸に見舞われる（解雇される、肺ガンと診断される、アルコール依存症になるといった）可能性を平均より低く考えている。しかし、大半の人が、人生で否定的な出来事を経験する可能性は平均より低いと主張するとしたら、明らかにそれが間違っていることは単純な計算でわかる。すべての人が平均より上になるということはありえないのだ。

ありえないとしても、心の奥底ではありうると考えている。わが子は健康に育って成功を収めるものと本気で思っている。また、教会の祭壇や役所の窓口に立っているときには、この上なく幸せな結婚生活が死ぬまで続くことを期待する。ところが半数は間違っている。離婚訴訟など日常茶飯事で、オスカー・ワイルドの言葉を借りれば、「世界は、幸せな結婚生活なんてものにすっかり懐疑的になっている」のだ。

この事実を知ってもあまりショックを受けない人もいるかもしれない。恋に落ちていると、統計的に計算する余裕などほぼなく、それどころか合理的に考えることもできないということを、私たちは個人的経験から学んでいる。恋人と別れたり離婚をしたりといった経験さえ、明るい見方を一気に暗くするとは限らない――少なくとも、二度と人を好きになろうと思わないほどにはならない。再婚率の高さは、一度、二度、三度と打ちひしがれ激昂しても、次はいいはずと思うことを示している。サミュエル・ジョンソンが書いたとおり、再婚は『希望が経験に打ち勝つこと』なのだ。

私たちは、ただ世間の離婚率の高さを知らないだけなのか？　それとも、自分たちの関係は、まあ……違うと期待しているだけなのだろうか？　一九九三年、心理学者のリン・ベイカー（テキサス大学）とロバート・エメリー（ヴァージニア大学）は、この問題をじっくり調べることにした(9)。そこで、結婚する予定の人を探し出し、アメリカの離婚率を推定させた。すると大半の人が、全体的な離婚率をかなり正しく見積もった。次に、自分の結婚に対して抱く期待を答えさせると、ほぼ一様に、この先も関係が長続きするだろうと理想化していた。自分の結婚生活が離婚に終わる可能性を低めに見積もっただけではない。万が一結婚が破綻した場合に直面する問題の程度も、過小評価していたのだ。離婚率についての人々の認識を大きく高めたらどうなるだろう？　彼らの描くバラ色の予想は失われてしまうのか？　ベイカーとエメリーによれば、その答えはノーだ。家族法の講義を受けても、婚約中の法学生が抱く非現実的な楽観性はまったく失われなかった。

スターリンがトレッペルの警告を無視したように、法学生も、離婚というよくある否定的な結果が、自分自身の将来にも関係しうることを理解していなかった。つまり、平均的な離婚率やドイツ軍が侵攻する正確な日など、信頼できる具体的な情報を提示されても、人は無視して明るい見方にすがることが多いのだ[10]。

第二次世界大戦中に現実から目を背けたのは、スターリンだけではなかった。戦線の反対側にいたドイツの指揮官も、自信過剰となり、助言者の警告を無視した。ヒトラーは、ソヴィエトとの戦いにすぐに勝利できるものと期待していた[11]。長い血みどろの戦いになるとは予想せず、そのため寒い冬の時期まで続くような戦争の備えをしていなかった。ヒトラーが十分な計画を立てていなかったがために、夏も秋も過ぎ、戦闘が氷点下でおこなわれるようになっても、ドイツ軍はそのための態勢を整えていなかったのだ。そんな過酷な環境で過ごすのに必要な衣服も装備もなかった。ヒトラーは、作戦の期間だけでなく、財政への影響も読み違えていた。バルバロッサ作戦がもたらすかもしれない莫大な経済的損害について事前に知らされていたのに[12]、彼は「今後、そのような話はもう聞きたくもないし、心の平和を得るべく耳を塞《ふさ》ぐつもりだ」と言い張っていたのである[13]。だが、心の平和は長く続かなかった。

ソヴィエトやドイツの指揮官と違って、たいていの人は一国の運命を握ってはいない。開戦すべきか、侵攻に備えるべきかどうかを決められるような予測を立てる必要はない。それでも、ワインスタインらが示したとおり、私たちも自分の恋愛や健康や仕事のこととなると、ありうる落とし穴を軽視してしまう。そうした期待が私たちの選択を決定し、人生を変えることにもなる。たとえば、幸せな結婚生活が長く続くと期待してしまうと、婚前契約を交わさなかったせいで泥沼の離婚訴訟に至ることがある。一方、相手との関係が長続きするという肯定的な期待をもたなければ、決して結婚などできない。

どうして現実を目の前にしても楽観性をもちつづけるのか?

楽観性のバイアスは、ありふれたものかもしれないが（イェール大学の心理学者デイヴィッド・アーマーが集めたデータによれば、約八〇パーセントの人が自分の人生に楽観的な期待を抱いている）、不可解な現象でもある。どこが不可解かといえば、私たちが、日々の営みのなかで肯定的な出来事も否定的な出来事も経験している――新聞を読み、地球環境もそうだが世界経済も厳しい状況にあることを知っていて、ガンやエイズなど多くのリスクが身のまわりにあることにも気づいている――のに、自分が渋滞に巻き込まれたり、心痛を味わったり、好戦的な指揮官に攻撃されたりする可能性については過小評価している点だ。

よく知られた学習理論によれば、人間は――いや、実のところどんな動物も――否定的な（および肯定的な）結果から学習し、みずからの期待を修正しているはずだ。それなのになぜ学習できていないのか？

　私がイスラエルのヴァイツマン研究所でおこなった研究（プロローグ参照）を思い出してもらおう。この研究所の学生は、この先ひと月のあいだに自分の日常に肯定的な出来事（すてきな異性と出会う、パーティを楽しむなど）が起こる確率を、およそ二〇パーセント過大評価していた。彼らは、長年にわたり日常の経験を重ねてきて、この先ひと月のあいだに起こる可能性をもっと正確に予測できそうなものなのに、非現実的なまでに楽観的だったのである。

　比較的正確な予測をするには、過去を振り返ってこう言えばいい。「先月、私はほとんどの約束に遅れ、見た映画の半分しか面白くなかったし、愛するパートナーから何の贈り物ももらえなかった。だから今月も、大半の約束の時間に間に合いそうにないし、きっと見た映画の五〇パーセントしか楽しめないだろうし、贈り物なんて期待しないほうがいい」。一般に、最善の行動をとるには、情報の正確な処理が欠かせない。すると、未来に対する非現実的な見方に反する情報がふんだんにあって、いつでも手に入るのに、どうしてそんな見方をもちつづけるのかという疑問がわく。私は教え子のクリストフ・コーンとともに、答えを探し求めた。

　私たちのたどり着いた推論はこうだ。正確なデータが得られるときでさえ、人間が未来に対して非現実的な見方をもちつづけるのなら、脳は未来にかんする情報を選択的に処理しているにちがいない。学習のバイアスと言ってもいい。このバイアスによって、望ましい情報は未来の見通しに取り込むが、望ましくない情報は取り込まないといったことができるようになる――その結果、楽観的になるのだ。脳はそんなふうに働くのか？　もしそうなら、なぜだろう？

この章で先ほど、あなたに否定的な出来事（ガン、離婚、失業）を経験する可能性を予想してもらったが、ある被験者の集団にも、私は同じようなことをさせた。fMRIスキャナーで被験者の脳の活動を記録しながら、八〇通りの不幸な出来事（手足の骨折、飛行機の乗り遅れ、自動車事故など）について、自分が経験する可能性を推定してもらったのだ。

被験者がそれを推定したあとで、さらに脳のスキャンをつづけたまま、そうした出来事が先進国の人間に起こる平均的な確率の情報を、彼らに提供した。ちょうど、やはりこの章で先ほどあなたに教えたように。被験者は、フィードバックを受けた情報から学習しただろうか？　自分の期待をアップデートしただろうか？　これらはきわめて重要な問いだ。実験で私たちは、人々が与えられた情報をもとにどんなことをするのか知ろうとした。脳は、望ましい情報と望ましくない情報とで処理の仕方を変えるのか？　これで（少なくとも部分的に）楽観性のバイアスが説明できるのだろうか？

さまざまな否定的な出来事に遭遇する確率の統計を教えてから、被験者に、そうした出来事を自分が経験する確率を改めて見積もらせた。概して被験者は、フィードバックを受けた情報から学習していた。しかし――これは重要な発見でもあるが――未来にかんして望ましい情報を受け取った場合と、望ましくない情報を受け取った場合とで、学習に差が見られた。たとえばジェーンは、自分が潰瘍を患う確率を二五パーセントと推定したあとで、平均の確率は一三パーセントにすぎないと知ると、二度目はそのあたりに推定を改めやすかった（一五パーセントなど）。ところが、最初に潰瘍を患う確率を五パーセントと推定したあとで、平均の確率はもっと高くて一三パーセントだと知ると、二度目は推定を改めるとしてもほんのわずかだった。

望ましい情報と望ましくない情報とで記憶の残り方が違うから、予想がこのように選択的に改められると言えるのだろうか？　別の言い方をすれば、ジェーンは都合の良い統計を記憶する一方、みずからの楽観的な見方に反する情報を記憶していなかったのではないか？　そうではなかった。被験者は、望ましいか否かにかかわらず、教わった確率を同じぐらいよく覚えていた。ベイカーとエメリーがおこなった研究と同じように、望ましくない出来事が起こる平均の確率を正確に答えることが、難なくできたのである。バイアスがかかっていたのは、情報そのものの処理ではなく、その情報の利用の仕方だった。データが予想より良かった場合、人はそれを留意して自分の見方に取り入れた（「へえ、六〇歳未満で死亡する確率はたった一〇パーセントなのか……思ったより長生きできるかもしれない」）が、予想より悪かった場合、そのデータは切り捨てられたのだ（ふうむ……脳卒中を起こす確率は二三パーセントか。まあ、自分には関係ない話だな――至って健康だもの）。まったく同じ情報であっても、予想より良いか悪いかによって、重視されもすれば、無視されもする。

被験者の脳の活動は、具体的に何が起きているのかについて手がかりを与えてくれた。通常、私たちがなんらかの期待をするとき、脳はその期待と結果との違いをチェックする。(14) たとえば、初めてのレストランへ食事に行き、ウェイターが本日のスペシャルディナーを勧めてきたとしよう。ロブスターのラビオリだ。メニューに値段は書かれていない。そこであなたは、ウェイターの話を聞きながら、料理の値段をはじき出す──二七ドルかな、と。ウェイターは、クリーミーなソースの説明を終えると、値段を明かす──三五ドル。あなたはちょっと面食らい、予想と実際の値段のミスマッチが脳の活動の高まりとして表れる。食い違いが大きいほど、脳のシグナルも大きくなる。この「ミスマッチのシグナル」には、重要な役割がある。脳は、このシグナルを利用して学習するのだ──そして期待をアップデートする。次にこのレストランへ来たときには、あなたはクリーミーなロブスター料理の正確な値段を知っているだけでなく、もはや評価基準を手に入れている。別の料理──牡蠣《かき》のフェットチーネ──を勧められても、前よりうまく値段を見積もれるにちがいない。

これと同じように、私たちが被験者に否定的な出来事の多さについて統計を示したときにも、予想と与えられた統計との違いをチェックする前頭葉の活動が観察された。被験者のひとりだったハワードは、自分が尖形《せんけい》コンジローマに罹《かか》る確率を二〇パーセントと予想し、平均の確率がもっと低い——約一二パーセント——ことを知らされた。このとき、彼の前頭葉の一部で血中酸素濃度依存的（ＢＯＬＤ）シグナルの増大が観察された。予想とのミスマッチがもっと大きかったら（彼が初めに三〇パーセントと見積もっていたなどの場合）、シグナルはさらに大きくなるはずだ。

脳が予測の誤差をチェックすることは当時すでにわかっていたので、これは驚きではなかった。意外なのは、新たに得られる情報が（ハワードの例のように）良いものだった場合にだけ、脳がミスマッチをうまくチェックできるということだった。新たな情報が望ましくない場合——自分が尖形コンジローマに罹る確率を一パーセントと予想した人が、平均の確率は約一二パーセントだと知らされた場合——脳はその誤差をきちんとチェックしない。前頭葉は、望ましい誤差については選択的に記録する一方、望ましくない誤差については記録しないため、人は、悪い知らせよりも良い知らせから、多くを学習することになる。その結果、被験者は来たときよりさらに楽観的になって、私たちの研究室から帰って行ったのだ！

利点

これは、いいことなのか？　健康のリスクを低めに見積もると、予防に努めたり健康診断を受けたりする可能性は下がり、危険な行動に走る可能性は高まる。(15)　一日ぐらいで皮膚ガンになりはしないと自分に言い聞かせながら、日焼け止めを塗らずに真夏の日を浴びていたことが何度あっただろうか？　万事良好と思い、健康診断をさぼったことは？　避妊具をつけずにセックスをしたことは？　リスクの過小評価は、本来なら予防できたはずの医学的問題を多々引き起こし、年間何百万ドルもの医療費負担につながる可能性がある。

ではなぜ私たちの脳は、自分を取り巻く世界について学習するプロセスにバイアスをかけるように配線されているのだろう？　なぜ、未来を不正確に予測させるシステムを発達させてきたのか？　不合理なまでに楽観的でいることに、生存上の価値がありうるのだろうか？

第3章で説明したとおり、楽観性は自己成就的予言となりうる。ガン患者二三八人を追跡した研究を例に挙げよう。驚いたことに、その研究で、六〇歳未満の悲観的な患者は、追跡当初に年齢も病状も社会的地位も同じだった楽観的な患者に比べ、七か月以内に死亡する割合が高いことが明らかになった[16]。楽観的な人はまた、悲観的な人に比べ、冠動脈バイパス手術後の回復が早く、再入院する割合も低かった[17]。脳が未来について望ましくない情報を記録しないのも、何か理由があってのことかもしれない。未来に嫌な出来事が起きる確率を低めに見積もれば、ストレスや不安が和らぎ、健康のためにいいのだ。

楽観的であることには、ほとんどだれも予想しないだろうと思われる利点がほかにもある。

次に挙げる条件のうち、ある人の楽観性の度合いから予測できるものはどれか、当ててみてほしい。

1. 一日の労働時間
2. 貯蓄口座の有無
3. アイスクリーム好き
4. 配偶者の有無
5. 引退を予想する年齢
6. 喫煙の習慣
7. ノートパソコンをつねに持ち歩くかどうか

楽観性と関連すると思う条件については、それぞれどちらの方向に関連するかも予測してみよう。楽観的な人ほど、喫煙する可能性は高いか低いか？　引退を予想する時期は遅いか早いか？　アイスクリームは好きか嫌いか？

デューク大学の経済学者マンジュ・プリとデイヴィッド・ロビンソンは、楽観性と、日々を生きるなかでの選択との関係を調べようとした[18]。研究のために彼らは、アメリカ連邦準備制度理事会（ＦＲＢ）の消費者金融にかんする調査から得られたデータを使用した。その調査には、人々の労働習慣、支出・貯蓄行動、健康にかかわる行動、未来への期待にかんする多くの質問が含まれていた。楽観性の度合いを測るにあたり、プリとロビンソンは、「あなたはあとどれぐらい生きられると思いますか？」という質問への回答に注目した。人はふつう、自分の寿命を何年か長めに見積もる。自分が考える余命と、保険数理で用いられる生命表に記載された平均余命との差に注目することで、ふたりの経済学者は、人々の楽観性を示す優れた指標を手に入れたのだ。余命についての読み違えは、心理学における標準的な楽観性のテストの結果と相関が見られるため、楽観性の優れた尺度となることがわかったのである。

プリとロビンソンは、回答者を、極端な楽観主義者、適度な楽観主義者、悲観主義者に分けた。自分の余命をおよそ二〇年多めに見積もった人（調査対象者の約五パーセント）は、「極端な楽観主義者」に分類された。「適度な楽観主義者」は、回答者の大多数を占め、自分の余命を数年だけ多めに見積もっていた。自分の余命を少なめに見積もっていた人は「悲観主義者」に分類されたが、これは少数派だった。

では、先ほどリストアップした条件に話を戻そう。楽観性と関連があるのは、条件1、2、5、6であることがわかった。すなわち、一日の労働時間、貯蓄口座の有無、引退を予想する年齢、喫煙の習慣である。適度な楽観主義者は、ほかの回答者に比べ、労働時間が長く、自分の引退を予想する年齢が高く、貯蓄が多く（預け入れの期間も長い）、喫煙量が少なかった。極端な楽観主義者は、ほかより労働時間が短く、貯蓄が少なく、喫煙量が多かった。

こうして、投資の選択から生産性まで、楽観性が重要なファクターになっていることがわかった。適度な楽観性は合理的な決断と関連していた一方、極端な楽観性は一見したところ不合理な決断と結びついていた。人生ではほぼどんなこともそうだが、ほどほどが肝心らしい。

目の前のハードルも、ある程度低めに見積もれば、力ずくで跳び越えて行ける。しかし、リスクも危害をもたらす要因も自分には関係がないとしてすべて無視していたのでは、いざハードルが現れたときに準備ができていない事態に陥る。この結論を、プリとロビンソンはうまいことたとえて言った。「楽観性は赤ワインのようなものだ。毎日グラス一杯なら体にいいが、毎日ボトル一本では危害をもたらしかねない」。極端な楽観主義は、ワインの飲みすぎと同じで、健康だけでなく財布にも良くない。

落とし穴

シドニーのオペラハウスのことを考えよう[19]。一九五五年九月一三日、オーストラリアのニューサウスウェールズ州首相ジョーゼフ・ケーヒルは、シドニーのベネロング・ポイントに建設を予定している新しいオペラハウスのデザインを公募すると告知した。世界じゅうから二三〇人を超える建築家が応募し、そのなかからデンマークの建築家ヨーン・ウツソンのチームが選ばれる。のちに近代建築の傑作、現代を象徴する建物と呼ばれることになるものを建造する機会を勝ち得たのだ。ウツソンらは、ただちに仕事に取りかかった。プロジェクトの推定費用は七〇〇万ドル、完成予定は一九六三年一月二六日だった。[20] こうしてチームには、プロジェクトの完了まで約六年の期間が与えられた。その時点では、六年というのはオペラハウスの建造に要する期間として妥当に思われた。だがすぐに、思いもよらぬハードルに遭遇する。

　まず、予期せぬ荒天に出くわし、建築現場から雨水を掃き出すのに苦労した。そのうえ、完成図ができる前の着工を余儀なくされた。そのおかげでいくつもの問題が生じる。たしえば台壁の強度が足らなくて屋根を支えられず、作りなおさなければならなかった。[21] 一九六六年になるころには、プロジェクトの費用はすでに予算を一六〇〇万ドル超過しており、スケジュールも三年以上遅れていた。建築家と政府の役人とのあいだの軋轢《あつれき》も日に日に増して、両者ともこのひどい状況を相手のせいにした。ついにはウツソンが責任者の地位を退き、完成はさらに遅れることとなる。

　一九七三年、当初の予定から一〇年遅れてシドニーのオペラハウスは完成した。総工費は一億二〇〇〇万ドル――当初の予算の一四倍以上だ！　完成した建物は間違いなくすばらしい出来栄えだが、もっと良い計画があったのではないか？　起こりうる問題を事前に予測し、対策をとることもできたのでは？　最初にもっと妥当な予算とスケジュールを提案できなかったのか？

このような事例は、シドニーのオペラハウスだけではない。建築に限らず、映画製作や演劇のプロデュース、ディナーパーティーや自宅のリフォーム、戦争や和平案でも、予算の超過とスケジュールの遅れは当たり前だ。少なくともイギリス政府は、この問題に対処している。経済性評価の総合的手法を提供する政府刊行物に、評価にかかる楽観性のバイアスの修正の仕方について、具体的なガイドラインを載せているのだ。この問題について特別に補足されたガイドラインには、「プロジェクトの評価者には、楽観的になりすぎるという一貫した傾向があることが明らかになっている。この傾向を正すべく、評価者は、プロジェクトの費用やメリットや期間の見積もりに対し、経験にもとづく明確な補正をおこなう必要がある」とある[22]。それ以来、楽観性のバイアスに対する補正は、最近では二〇一二年のロンドンオリンピックなど、政府のプロジェクトの多くで予算に考慮されている。

信販会社の人間は、楽観性のバイアスに気づいているようだ（自分に適用するとなると必ずしもそうではないが）。あえて言うなら、クレジットで売る商品のマーケティングにそのバイアスを利用し、助長しようとさえしているのではないか？　人生で否定的な出来事（病気や失業など）が起きる確率を非現実的なほど低く見なし、肯定的な出来事（昇給など）が起きる確率を非現実的なほど高く見なすと、クレジットを利用する人は余分に多くの借金をするようになる。それなのに、二〇〇八年九月に露骨に明らかになったとおり、株価は上がるときと同様、下がるときも一方的だった。経済学者は、楽観性のバイアスが二〇〇八年の金融破綻の根本的な要因だったのではないかと言っている。[23] 楽観性のバイアスは、民間（自宅の価格と給料は上がるが金利は変わらないだろうと思い込んでいた個人）だけでなく、政府の役人や格付け会社や金融アナリストの目も曇らせ、ありえないほど高い利潤を期待しつづけた。

二〇〇八年の信用危機と、当時の報道で一般に描かれた悲観的な見方を念頭に置けば、だれもが自分のビジネスの見通しは暗いと思っていただろうと考える人もいるかもしれない。だがそれは違った。二〇〇八年七月におこなわれた調査によると、調査対象となった七七八人のイギリスの実業家のうち七六パーセントは、今後一年から五年の状況についてまだ楽観視していた。回答者たちは、当時の厳しい経済情勢を熟知していたのに、未来に目を向けたとき、自分自身の貧困や破産は見えていなかった。なぜだろう？

人は、嫌な状況をイメージするとき、自分はその渦中にいないものと見なす。調査対象となった実業家たちは、すでに損失を味わっていたとしても、目を閉じれば、事業を立て直してやがては儲かる様子が思い浮かんでいた。私がおこなった研究でも、こんな反応が見られた。ある被験者に、家の鍵をなくしたらどうするかを語らせたところ、彼女はこう答えた。「家から締め出されるのって、いつでもとても嫌なことですけど、私は必ず予備の鍵をどこかに入れておいたり、だれか（ルームメイト）にもたせておいたりしています。自分の家でなくて部屋を借りているとしても、大家さんが鍵をもっているはずなので、階段を降りて鍵を借りてきますね」

私には、思い出したくもないほど何度も部屋から締め出された経験がある。再び部屋へ入るのは、この回答者が考えるほど簡単ではなかった。あるときは、わざわざきょうだいが、車で一時間半かけて予備の鍵を届けに来る羽目になった。またあるときは、ロンドンのど真ん中で、ゴミを捨てに出て締め出された。数週間前に引っ越してきたばかりだった私は、まだ顔を合わせたこともない隣人の部屋をノックし、電話を使わせてほしいと頼まないといけなかった。幸い、その隣人はすてきな女性だった。一時間後、錠前屋が到着し、私は部屋に戻ることができた――悲しいかな、二〇〇ポンドの出費だった。

もちろん、まずいことになりそうな状況（自分の部屋から締め出される）をイメージしておけば、ひどい事態が避けられる対策（近しい人に予備の鍵を預ける）を見つけるのに役立つ可能性があるし、失望や心痛に対して気持ちのうえで準備しておくのにも役立つかもしれない。だが嫌な出来事について考えすぎると、不安やうつなどの悪影響をうながし、日常の活動に支障をきたしてしまう。

「私は楽観主義者です――そうでないことはあまり役に立つとは思えません」一九五四年にウィンストン・チャーチル首相は、ロンドン市長主催の晩餐会で、集まった面々に向かってそう言った。チャーチルの言葉を借りれば、悲観主義者は、どんなチャンスのなかにも困難を見出し、挑戦さえしそうもないが、楽観主義者は、どんな困難のなかにもチャンスを見出す。

確かに、二〇一二年のロンドンオリンピックの予算は、楽観的すぎる予測に対する補正を要した。しかし、人間の精神が楽観的にできていなかったら、実際の競技に出場する人などいるだろうか？　思うに、オリンピックで自分はメダルがとれると期待している選手の数は、その後表彰台に上がることになる選手の数を大きく上回っているだろう。たいていの選手が何年も猛練習に励むのは、最終的な目標――それも壮大な目標――がはっきり見えているからなのである。

予測から知覚、そして行動へ

ここまで、シャルム・エル・シェイクの暗い空からロサンゼルス・レイカーズの賑《にぎ》やかなロッカールームまで、アイリッシュ・パブからカリフォルニア大学デーヴィス校のキャンパス、さらにはロンドンのブラックキャブに至るまで、ほうぼう見てまわった。この道をたどったのは、ふたつの大きな主張をするためだった。

第一の主張は比較的単純で、大半の人は楽観的だというものである。良いことも起こるかもしれないが、平均的に言って、私たちの期待は将来の結果を上回る。[1] 私たちは必ずしも自分のもつバイアスに気づいているわけではない。人間の脳が起こすほかの錯覚と同じように、楽観性のバイアスにも内観ではなかなか迫れない。[2] それでも科学は、私たちの心が明るい考え方をしやすいことを明らかにしてきた。[3] 人は、わが子がどれだけうまく生き、自分がどうやって人気のある仕事や山の手の家を手に入れ、どのように最高の愛や幸せを見つけるかと考える。人は、自分のチームが大事な試合で勝つと思い、コスタリカでののんびり休暇を過ごせることを期待する。人はまた、自分のした投資が十分な利益を生み、自宅の価値が上昇するものと思い描く。金融市場が暴落しても、好戦的な指揮官に侵略されるおそれがあっても、私たちの本能は、自分は大丈夫と語りかけてくるのだ。

誤解しないでほしい。私たちの心は、もっと暗い考えも抱く。人は、愛する人を失ったり、仕事で失敗したり、紅海上空で恐ろしい飛行機事故によって死んだりするという心配をする。ところが調査の結果、たいていの人は悪い結果について良い結果ほど長くは考えず、敗北や心痛に思いをめぐらすとしても、どうしたらそれを避けられるかと考えやすいことがわかっている。

私たちは楽観的だけれども、私たちの期待はふつう狂気と紙一重だ。おおかたの人は、自分がオリンピックで金メダルをとったり、アメリカの大統領になったり、ハリウッドのスターになったりするとは期待しない。楽観性のバイアスは、私たちの期待がたいていは未来の現実よりわずかに上という程度のことにすぎないのだ。総合的に見れば、このバイアスは役に立つ。楽観性のメリットを示すデータはたくさんある。楽観的な人は長生きし、健康で幸せに暮らし、資産の運用に優れ、成功を収める。(4)

ここから本書の第二の主張へもつながる——私たちの脳は、未来の幸せや成功を過大に予測するように進化を遂げてきたが、不思議なことにそれは、そうするとより健康になりやすく、進歩もしやすいからなのだという主張である。心がどうやって非現実的な楽観性を生み出して保持し、楽観性が――さらに不可解だが――どうやって仕事や私生活で成功をもたらすのかを理解するには、人間の脳の仕組みを詳しく知る必要がある。好ましい予測が（主観的であれ客観的であれ）好ましい結果をもたらすという傾向は、心が世界を知覚し、解釈し、変えるプロセスを決定している基本原理に根差している。

脳は、階層構造をもって組織されている。まさにこの構造のおかげで、私たちの期待は現実の知覚とみずからの行為の両方に影響を及ぼしている――またそれによって現実そのものを変えてもいる。本書では、脳の階層の一番上にあたる前頭葉などの組織と、階層を下ったところにある進化上もう少し古い組織に注目した。前にも言ったとおり、前頭葉は、計画を立てたり、抽象的な思考をしたり、心の理論を実践したり（他人がどう考えているかを考える）、間違いを見つけたり、葛藤を解決したりという、高度な認知機能を働かせる。[5] 脳のもっと奥には、皮質下の領域がある。そこには、本書で何度も取り上げた組織が存在する。たとえば、感情の処理にかかわる扁桃体、[6] 記憶において重要な役割を果たしている海馬、[7] 刺激や行為の価値を表現するために必要な線条体だ。[8]

ニューロンのシグナルによって、脳の上層は下層に期待を伝え、持ち主の行動にバイアスをかけることができる。[9] 本書の初めに、目を閉じてあなたの未来を想像してほしいと言った。すでに私がおこなった研究から、あなたが悪いことよりも良いことを想像しやすいことはわかる。脳画像のデータによれば、この不均衡は、前頭葉のニューロンが皮質下の領域の活動を変化させ、未来を考えているときの肯定的な感情や連想を伝えるシグナルを増大させることによって生じるのではないかと言える。(10) このときフィードバックのループができ、下層の組織のニューロンが上層へ情報を戻し、当初の期待を強化し確たるものにしている。

(第1章でやったように) 目に見える例を使って、私たちの期待が、世界を知覚し解釈するやり方を変えてしまうことを明らかにしよう。左上の絵に描かれた、めかし込んだ美しい令嬢を見てほしい。

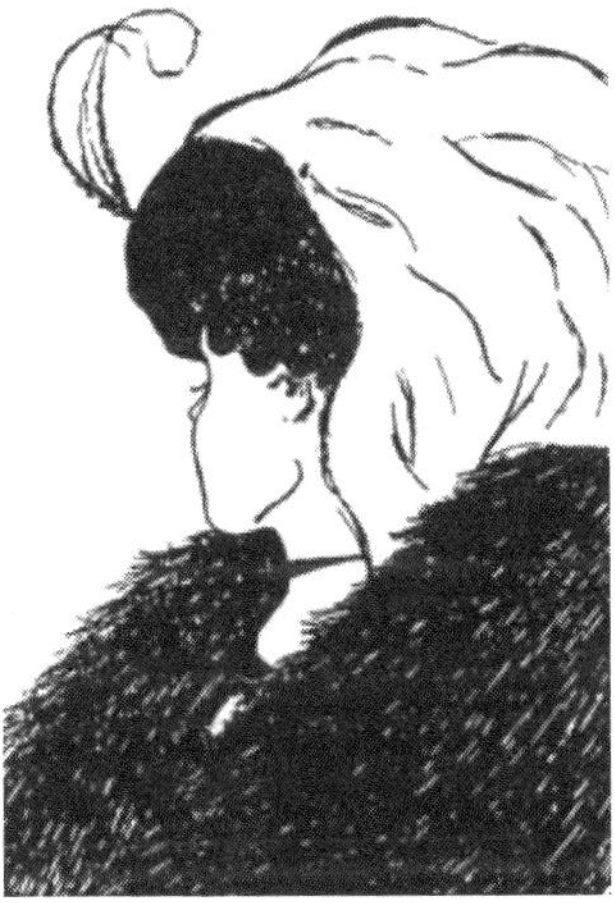

図3
Puck誌 (1915) より

その女性が見えるだろうか? 結構。では、もう一度絵を見てもらおう。だが今度は、実はこの絵は黒い前髪と長い鼻をもつ老女を描いたものだとあなたに言う。あなたの知覚する姿が美しい令嬢から老女へと切り替わるのに、しばし時間がかかるかもしれないが、ちょっとしたら老女が現れるだろう。

最初、あなたはこの絵がめかし込んだ令嬢

を描いたものだと期待した。そう思ってよく見るとき、自分の期待に沿うような手がかりを熱心に探している。やがて、あなたの脳はその手がかりを見つけ、絵を若い女性の肖像と解釈する。そこで私は、その絵が美しい令嬢ではなく、悲しげな様子の老女だと明かした。あなたがすぐに自分の期待をアップデートし、絵のなかに老女を探すと、やがて魔法のように知覚が予測と一致する。実際には、その絵は老女と魅力的な女性の両方を示している。どちらを見るかは、期待するものによって決まるのだ。

楽観性のバイアスも、これと似た原理で予測を現実に変える。まず主観的な現実を変える。つまり、楽観的な考えが、自分の遭遇する人や出来事に対する見方を変えてしまうのである。人生で起きる出来事はたいてい、肯定的な要素と否定的な要素で成り立っている。たとえば、あなたが由緒正しい料理学校ル・コルドン・ブルーを卒業したばかりだとしよう。そして、マンハッタンにあるマリオ・バターリの経営するイタリアンレストランのひとつ――バッポ――のヘッドシェフに就こうとしている。あなたは、有名な赤毛のポニーテールをもつマリオのそばで働けることをずっと夢見てきた。その仕事は誉れ高く、実入りもいい。一方でこの仕事は労働時間が長く、タマネギをたくさん刻み、あなたの住むクイーンズ区から決して通勤も楽ではない。全体として、あなたはこの新たに得た仕事を楽しめると期待するだろうか？

第5章を読んでいれば、（a）これは高い信頼性をもって答えることのできない厄介な質問であり、（b）通勤時間が長いとあなたの幸福にひどい悪影響を及ぼすということがわかっているはずだ。それでも、コック帽をかぶった自分を想像すると、あのティムが次の休暇にコスタリカへ行くことを考えたときと同じように、ドーパミン作動性ニューロンが活性化するのではないかと思う。大半の人はすぐに、そう、自分が笑顔でタマネギを刻んでいるところが思い浮かぶと認めるだろう――すし詰めの地下鉄のイメージはあなたの頭に入って来さえしないのだ。

一般に、人は未来を明るいものと期待する。だから私たちには、否定的な見方よりは肯定的な見方をするようなバイアスが、多少なりともかかっている。私がこのくだりを書いているとき、友人から電話があった。彼はヒースロー空港にいて、スキー休暇を楽しむオーストリアへ向かう飛行機の搭乗案内を待っている。彼の乗る便は、到着地の吹雪により、すでに出発が三時間遅れていた。「これは、いいことでも悪いことでもあるんじゃないかな」と彼は言った。空港で待つのは楽しいことではないが、彼の頭は、今日雪なら明日はもっとスキーに良い条件になるとすばやく判断していた。自分の便が欠航になり、明日愉快にゲレンデを滑ってはいないという可能性は、まだその頭に浮かんでいない。結局その便は欠航になった。しかし二四時間後、彼は目的地に着く。よく晴れて、雪はたっぷりある。

飛行機の欠航はとうてい悲惨な出来事とは言えないが、思いもよらぬ恐ろしい出来事に遭遇しても、私たちは無意識に、その不幸が実は一見そう思えるような幸運であることを裏づける証拠を探そうとする[11]。だからこそ、大半の人がガンのことを考えるときに「老女」を見るのに、当事者となったランス・アームストロングは「めかし込んだ令嬢」を見ていた。私たちは、失業したり、病気になったり、離婚したりするとは考えていない。だがそうした出来事が起きてしまったら、私たちは良い面を探す。その経験が自分を成長させてくれると思うのだ。将来もっとやりがいのある仕事に就けて、人と安定した関係を結べるかもしれないと考える。不幸を「美しい令嬢」と解釈することで、私たちは、結局は最善の結果になると考えたのは正しかった、と言い張れるようになるのである。

こうしたすばやい思考の転換がなされるあいだの脳の活動を記録すると、否定的なもののなかで肯定的なものを目立たせるのには、やはり前頭葉と感情的価値を処理する皮質下の領域との対話がかかわっていることが明らかになる。飛行機の遅れなどの不幸について考えていると き、前頭葉の活動が、当該の出来事の良し悪しを伝える線条体のシグナルを変化させる――肯定的な方向にバイアスをかけるのだ[12]。すると、飛行機の遅れに対する新たに好転した評価が前頭葉へ戻され、私たちは、遅れがそんなに悪いことではないと結論づけることになる。

意外にも、障害をチャンスととらえると、本当にそうなることもある。それは、予測が知覚だけでなく行動も変化させ、それによって客観的な現実も変えてしまうからだ。ロンドン大学ユニヴァーシティ・カレッジの教授で当代屈指の神経科学者のカール・フリストンは、「私たちは、つねに環境との関係を変化させて、自分の期待が自己成就的予言となるようにしている」(13)と言っている。単純な例を考えよう。あなたはあるパーティーで旧友と会えるものと期待している。この期待は、ある種の行動を引き起こす。あなたは会場を歩きまわり、周囲の人の顔を見る。そしてつま先立ちになって、集まった人をもっとよく見わたそうとさえする。こうした行動は、実際に友人に出会う可能性を高める。フリストンによれば、「この原理は、期待していないことがらを避けるように世界で生きていくことすべてに敷衍《ふえん》できる」(14)のだという。

この推論に従えば、楽観的な人は、みずからのバラ色の予測を実現しやすくするような行為をするのだと言える。ライリー監督がロサンゼルス・レイカーズの選手たちに一二か月必死に練習させたのは、その年度の終わりにチームがNBAの王者になれると信じていたからだ――そして実際になれた(15)。リアリティー番組『サバイバー』に参加していた楽観的なイレインは、島のなかでココナッツを探し、海を泳いで魚を見つけようとした――この行動は、彼女が生き残る可能性を高めた。マット・ハンプソンが、車椅子の身でありながら家を建てられるだけの稼ぎを得てラグビーのコーチもしているのは、自分の体が麻痺しても人生は生きる価値があると信じているからだ――そして実際に生きる価値があった(16)。ピーターがチーズバーガーを食べないようにして長めの散歩をするのは、また心不全を起こすのを防げると信じているからで、その結果、実際に発作が起こりにくくなる。

ＮＢＡの監督で自分のチームが一九八八年に王者になると思っていたのは、ライリーだけではない。『サバイバー』の参加者で最後まで生き残ると思っていたのも、イレインだけではない。大半の人は、自分が目的のものを射止めると思っている。そしてたいていの人は手ぶらで帰る――楽観性のバイアスとは本来そういうものだ。それでも、優勝カップを手にしたり、健康な人生を送ったり、仕事の目標を達成したりできると思わない人は、そうした目的に到達できるような行動をとりにくいのである。

楽観性が進化の過程で選択されたのは、肯定的な期待が生存の確率を高めるからにほかならないと考えたくもなる。楽観的な人が健康で長生きするという事実[17]に加え、おおかたの人が楽観性のバイアスをもつことを示す統計[18]や、楽観性と特定の遺伝子を結びつける最近のデータ[19]の存在が、この仮説を強く裏づけている。

だが、楽観的な錯覚がいくら良いものを提供できたとしても、落とし穴となりうるものはある。ある種の状況では、さまざまな人の比較的小さなバイアスが合わさってずっと大きな錯覚を生み、やがて惨事をもたらす危険もあるのだ。二〇〇八年の信用危機を例にとろう。投資家も、マイホームをもつ人も、銀行家も、経済の規制にかかわる人も、それぞれ現実に保証されているよりもやや多めの利潤を期待していた[20]。個々のバイアスは、単独では巨額の損失を生まなかったはずだ。しかし、ひとつの市場にすべてが集まると、巨大な金融バブルとなり、それがはじけると多くの人に巨額の損失をもたらした。

第11章で語った別の例を考えよう。シドニーのオペラハウスの建造が、当初の予想より一〇年長くかかったという話だ。このプロジェクトの計画の不備は、非常に楽観的な人がひとりいたせいではない。完成日を決めるにあたり、プロジェクトの責任者は、何人かのメンバー——建築担当の責任者、設計技師、建築技師、プロジェクト立案者——から提示された見積もりを考慮に入れる必要があった。こうした専門家はだれもが人間なので、それぞれ仕事の完了に必要な期間をやや短めに見積もっていた。たいていの作業は、同時にではなく順を追っておこなわれるものだ。このプロジェクトの場合、建築のチームが仕事をはじめる前に、設計者が図面の作成を終わらせていなければならなかった。そうしてひとりひとりのわずかな過小評価が積み重なって、大きな遅れが生じたのである。

個人のレベルでは、楽観性は望ましくない結果をもたらすこともある。とくに、極端な楽観主義者や、楽観性のバイアスのデメリットがメリットを上回るような人ではそうだ。しかしバイアスの存在を知れば、私たちは、楽観的でありつづけながら——楽観性がもたらすものの恩恵にあずかりながら——同時に非現実的なまでの楽観性による落とし穴にはまるのを防ぐ行為をうながすこともできる。これは、**図3**に若い令嬢を見ながら、そこに老女が存在することにも気づいているようなものだ。操縦士が、まっすぐ地面に向かわされるように感じてもあえて飛行機の航法システムに頼ることができるように、私たちは、健康で長生きすると信じる一方でときどき健康診断へ行き、結婚生活がずっと続くと思う一方で婚前契約を交わし、七か月でプロジェクトが完了すると推定する一方でもう一か月余分に見積もっておくことができるはずなのである。

操縦士は、生まれながらにして空間識失調のことを知っているわけではない。彼らがこの現象をよく知らずにコックピットへ乗り込んでいたら、飛行機は毎日のように墓場行きのスピンに陥っているだろう。それと同じように、人間の心は生まれながらにして認知バイアスのことを知っているわけではないし、私たちはそうしたバイアスの利点と欠点を初めから知っているわけでもない。そのようなバイアスは、注意深い観察によって明らかにし、対照条件のある実験で証明した末に、人々に伝えるほかない。

脳は、現実について歪んだ見方を提供する。そう、だますのだ。しかし理由があってそうするのであり、また同時に、人はだれでも錯覚やバイアスにとらわれやすいということに気づかせてもくれる。

謝辞

私には、とても幸運なことに、親切で、有能で、理知的な友人がいる。彼らはたまたま同僚でもあり、私の書いた章の数々を読み、コメントをし、提案もして本書の質を高めてくれたばかりか、熱心に支援して執筆作業をより楽しいものにしてくれた。タマラ・シャイナーは、私の文章を単語ひとつひとつに至るまでじっくり読み、私にたくさんあった悩みをすべて聞いてくれた。彼女は、友人と、協力者と、セラピストと、医師の役割を担ってくれたのだ。いつまでも感謝したい。アミール・ドロンは、ティーンエージャー向けのすばらしい本をいろいろ書いていていて、本書の初期段階において迷える私を導いてくれた。アミールは、いわば歩いて息をするグーグル・サーチエンジンとして、本書に挙げた例の多くにアイデアも提供している。ずいぶん前に大学一年の経済学の講義で、彼の隣のあいている席に座れたことに感謝したい。驚くべき才能の持ち主、ロザリン・モーンは、プログラムコードから、社会的・専門的な対立のエレガントな解決に至るまで、あらゆることで力を貸してくれた。サラ・ベングトソンは、本書を読んでとくに示唆に富んだアドバイスをくれた。彼女の画期的な研究成果が、第3章の着想のもととなってもいる。アナ・ステファノヴィックは、本書を注意深く読んで誤りを指摘してくれた。パトリック・フロイントは、愉快な仲間で、いくつもの章を読んで提言をしてくれた。マルク・ギタルト・マシップは、意見を言って長い議論に付き合ってくれた。ニック・ライトは、関連するニュース記事を私に教え、コメントも提供してくれた。スティーヴ・フレミングにはとくに礼を述べたい。本書の執筆という冒険で彼が一途にサポートしてくれたおかげで、私は楽観性のバイアスをもつことができた。ふたりでたびたび交わした会話によって、つねに私の思考は刺激され、私の研究は洗練されていった。

とりわけ、私の師たるエリザベス・フェルプスには感謝の念に堪《た》えない。リズ（エリザベス）は高名な科学者であるだけでなく、女性としてもアドバイザーとしても非凡な存在だ。一〇年以上前に彼女の研究室に思いがけず入っていなかったら、今ごろどこにいただろうかと考えるのも怖い。私が神経科学に情熱を注ぎ、有意義な研究をおこなうことをつねに目指しているのは、彼女の存在のおかげだ。リズから紹介を受けたレイ・ドランは、現役でトップクラスの認知神経科学者で、親切にも私の面倒を見てくれた。レイが、頼りになる指導者にして近しい共同研究者であり、ロンドン大学ユニヴァーシティ・カレッジのウェルカム・トラスト神経画像化センターのポストを提供してくれたことには、感謝している。本書で紹介した研究の大半は、私がそこにいたあいだにおこなったものだ。あれ以上にエネルギッシュで実りの多い場所は考えられない。最高に有能で思慮深い科学者が集まる、真にユニークな研究所だ。

楽観性にかんする私の研究を書籍にまとめるという考えは、リチャード・T・クリーによるものである。リチャードは、のちに私のエージェントとなるティボル・ジョーンズ&アソシエーツのケヴィン・コンロイ・スコットにその企画を持ちかけた。このふたりには、本書の制作に乗り出し、書籍として世に送り出してくれたことに対し、深く感謝する。ティボル・ジョーンズのソフィー・ランバートとマリカ・ライサンドロウにも謝意を表する。パンテオン・ブックスの編集者ダン・フランクにも、金融市場が崩壊していたまさにそのときに、本書の価値を信じてくれたことに対し、とくに恩義を感じている。ダンのように鋭い知見に満ちた編集者がいて、私は幸運だった。彼の経験と落ち着いた物腰は、私に大いに自信を与えてくれた。パンテオン・ブックスの辛抱強いジル・ヴェリロ、クノップフの精力的な広報担当者であるエリン・ハートマンとフランシス・ベドフォード、クノップフ・カナダの編集者で最初から楽観的だったダイアン・マーティンにも礼を述べる。コンスタブル&ロビンソンでは、編集者のジェイミー・ジョーゼフと広報担当のジェイミー゠リー・ナードンに感謝したい。

私の学生たちにも、勤勉な仕事ぶりを認めて感謝したい。なかでもクリストフ・コーンは、本書で紹介した研究に多大な貢献をしてくれ、クリスティーナ・ベラスケス、キャンダス・ライオ、アリソン・リカーディ、アーシュニール・コチャル、アンヌマリー・ブラウン、デイヴィッド・ジョンソン、ケイトリン・ガルブランセン、エリザベス・マートレラもそうだ。本書で語った研究をおこなった数多くの科学者、とくに、カール・フリストン、ダニエル・ギルバート、ダニエル・カーネマン、エレナー・マグワイア、ニッキー・クレイトン、ローリー・サントスにも謝意を表したい。私の研究を支援してくれた英国学士院と、共同研究者のベネデット・デ・マルティーノ、ヤディン・デュダイ、マウリシオ・デルガド、アンドルー・ヨンリナスにも礼を述べる。

最後になったが、私の人生でほかに重要な存在となってくれている人々にも、大いに感謝する。ひとりを除いてみな神経科学者ではない。友人のケレン・サルベロ・ソレクとマヤ・マーギは、慧眼《けいがん》をもって支えてくれた。父は私を学者になろうと思わせてくれたし、また父のアイデアが第4章に役立った。母からは、人間の本性に対する深い関心を受け継いだのではないかと思う。きょうだいのダンは、科学以外の本などについて助言をし、私を守る兄の役も果たしてくれた（実際には弟なのだが）。私のパートナーであるジョッシュ・マクダーモットは、重要な手直しの提案をし、いつも気を抜かないようにと注意し、私の人生をはるかに楽しいものにしてくれている。

訳者あとがき

本書は、Tali Sharot著、The Optimism Bias: Why We're Wired to Look on the Bright Side (Constable & Robinson, 2012) の全訳である。原題を直訳すれば『楽観性のバイアス——人が明るい面を見るようにできているのはなぜか』となり、ずばり内容を表しているが、反射的に「いやいやそんなことはない」と答えたくなる人もいるかもしれない。確かに、だれでも落ち込むときはあるし、「これをやってもきっとうまくいかない」と思うときもある。けれども、いまや三人にひとりがガンに罹るとされていながら、自分がなると日ごろから思っている人は少ないし、大多数の人は自分が平均以上に長生きすると思っているなど、総合的に見れば人間は楽観性のバイアスをもつと言えるようだ。

著者ターリ・シャーロットはイスラエル出身の若き心理学者で、現在はロンドン大学ユニヴァーシティ・カレッジの研究員だが、かつてニューヨーク大学で修士課程の二年目に9・11同時多発テロに遭遇した。それをきっかけにこの事件にかんする人々の記憶を調査するなかで、人間がどんなに印象的な記憶をものちに加工してしまうという興味深い事実を見出し、その原因を探るうちに、人が進化の過程で脳に組み込んだとおぼしき楽観性のバイアスの存在がクローズアップされてきたらしい。つまり、人が未来を比較的楽観視するのは、それが生存率を高め、無気力にならずに生きていけるからで、数々の証拠がこれを裏づけているように思われたのだ。楽観性のバイアス自体は心理学的に以前から知られている現象ではあるが、著者はｆＭＲＩ（機能的磁気共鳴画像法）などを用いたハードサイエンスのアプローチでその原理の解明に迫っている。そうした一連の研究成果を、彼女は本書で一般向けにわかりやすく、ときにユーモアも交えて紹介している。初の著書でありながら、論旨明快でとても滑らかな語り口であるのは、科学のプレゼンターとして高い将来性を秘めていると言えるかもしれない。

なお、先述の、自分を平均以上と思う「優越性の錯覚」については、今年二月に日本の放射線医学総合研究所の山田真希子主任研究員らのチームが、生物学的メカニズムの解明を公表している。ＰＥＴ（ポジトロン放出断層撮影法）とｆＭＲＩを用いて、優越性の錯覚が大きい人ほど、行動や認知を制御している線条体と前頭葉の機能的結合が弱く、その機能的結合が線条体におけるドーパミン受容体の密度と相関していることを明らかにしたのだ。心の神経学的研究はまだ未踏の原野が広がった状態と言えるので、今後もこうした成果が次々と現れてくるものと、楽観性のバイアスをもって期待したい。

最後になったが、本書の翻訳にあたって、安部恵子さんと久保尚子さんのご協力をいただいた。この場を借りて感謝したい。また、翻訳を依頼してくださり、スピーディーかつ丁寧に原稿を読み込んで的確なご指摘をいただいた柏書房の二宮恵一氏にも心よりお礼を申し上げる。

二〇一三年六月

斉藤隆央

(15) Mark Heisler, *The Lives of Riley* (New York: Macmillan, 1994).
(16) "The Big Interview: Matt Hampson," *Sunday Times* (London), March 12, 2006.
(17) Chang, ed., *Optimism and Pessimism*.
(18) Weinstein, "Unrealistic Optimism About Susceptibility to Health Problems."
(19) E. Fox, A. Ridgewell, and C. Ashwin, "Looking on the Bright Side: Biased Attention and the Human Serotonin Transporter Gene," *Proceedings of the Royal Society B: Biological Sciences* 276, no. 1663 (2009): 1747-51.
(20) Peter Ubel, "Human Nature and the Financial Crisis," *Forbes*, February 22, 2009.

エピローグ　美しい令嬢か，悲しげな老女か？　予測から知覚，そして行動へ

（1）N. D. Weinstein, "Unrealistic Optimism About Future Life Events," *Journal of Personality and Social Psychology* 39, no. 5 (1980): 806-20; Neil D. Weinstein, "Unrealistic Optimism About Susceptibility to Health Problems: Conclusions from a Community-wide Sample," *Journal of Behavioral Medicine* 10, no. 5 (1987): 481-500.

（2）E. Pronin, D. Y. Lin, and L. Ross, "The Bias Blind Spot: Perceptions of Bias in Self Versus Others," *Personality and Social Psychology Bulletin* 28(2002): 369-81.

（3）T. Sharot et al., "Neural Mechanisms Mediating Optimism Bias," *Nature* 450, no. 7166 (2007):102-5, doi:10.1038/nature06280.

（4）Manju Puri and David T. Robinson, "Optimism and Economic Choice," *Journal of Financial Economics* 86, no. 1 (2007): 71-99; Edward C. Chang, ed., *Optimism and Pessimism: Implications for Theory, Research, and Practice*, (Washington, D.C.: American Psychological Association, 2000).

（5）Michael S. Gazzaniga, ed., *The New Cognitive Neurosciences*, 2d ed. (Cambridge, MA: MIT Press, 1999).

（6）Elizabeth A. Phelps and Joseph E. LeDoux, "Contributions of the Amygdala to Emotion Processing: From Animal Models to Human Behavior," *Neuron* 48, no. 2 (2005): 175-87, doi:10.1016/j.neuron.2005.09.025.

（7）E. Tulving and H. J. Markowitsch, "Episodic and Declarative Memory: Role of the Hippocampus," *Hippocampus* 8, no.3(1998):198-220.

（8）M. R. Delgado, "Reward-Related Responses in the Human Striatum," *Annals of the New York Academy of Sciences* 1104 (2007): 70-88.

（9）K. Friston, "The Prophetic Brain," *Seed*, January 27, 2009, http://seedmagazine.com/content/article/the_prophetic_brain/P1.

（10）Pronin, Lin, and Ross, "The Bias Blind Spot."

（11）Daniel Gilbert, *Stumbling on Happiness* (New York: Vintage, 2007).［邦訳：『幸せはいつもちょっと先にある』（熊谷淳子訳，早川書房）］

（12）T. Sharot, T. Shiner and R. Dolan, "Experience and Choice Shape Expected Aversive Outcomes," *Journal of Neuroscience* 30, no. 27: 9209-15.

（13）Friston, "The Prophetic Brain."

（14）同上.

Law and Human Behavior 17 (1993): 439-50.
(10) Neil D. Weinstein, "Unrealistic Optimism About Susceptibility to Health Problems: Conclusions from a Community-wide Sample," *Journal of Behavioral Medicine* 10, no. 5 (1987): 481-500.
(11) Overy, *The Dictators*, pp. 483-99.
(12) Gabriel Gorodetsky, *Grand Delusion: Stalin and the German Invasion of Russia* (New Haven, CT: Yale University Press, 2001), pp. 67-86.
(13) Edward E. Ericson, *Feeding the German Eagle: Soviet Economic Aid to Nazi Germany, 1933-1941* (Westport, CT: Greenwood, 1999), p. 162.
(14) Richard S. Sutton and Andrew G. Barto, *Reinforcement Learning: An Introduction* (Cambridge, MA: MIT Press, 1998). ［邦訳：『強化学習』（三上貞芳・皆川雅章訳, 森北出版）］
(15) David Dunning, Chip Heath, and Jerry M. Suls, "Flawed Self-Assessment: Implications for Health, Education, and the Workplace," *Psychological Science in the Public Interest* 5, no.3 (2004): 69-106.
(16) R. Schulz et al., "Pessimism, Age, and Cancer Mortality," *Psychology and Aging* 11, no. 2 (1996): 304-9.
(17) M. F. Scheier et al., "Dispositional Optimism and Recovery from Coronary Artery Bypass Surgery: The Beneficial Effects on Physical and Psychological Well-being," *Journal of Personality and Social Psychology* 57, no. 6 (1989): 1024-40.
(18) Manju Puri and David T. Robinson, "Optimism and Economic Choice," *Journal of Financial Economics* 86, no. 1 (2007): 71-99.
(19) Thomas Gilovich, Dale Griffin, and Daniel Kahneman, *Heuristics and Biases: The Psychology of Intuitive Judgment* (New York: Cambridge University Press, 2002), pp. 250-70.
(20) Peter Jones, *Ove Arup: Masterbuilder of the Twentieth Century* (New Haven, CT: Yale University Press, 2006), p. 214.
(21) Peter Murray, *The Saga of Sydney Opera House: The Dramatic Story of the Design and Construction of the Icon of Modern Australia* (London: Routledge, 2003), pp.56-70.
(22) Her Majesty's Treasury, Green Book, http://www.hm-treasury.gov.uk/data_greenbook_index.htm.
(23) Hersh Shefrin, "How Psychological Pitfalls Generated the Global Financial Crisis," http://papers.ssrn.com/sol3/papers.cfm?abstract_id=1523931; Peter Ubel, "Human Nature and the Financial Crisis," *Forbes*, February 22, 2009.

(5) "The Big Interview: Matt Hampson," *Sunday Times* (London), March 12, 2006.
(6) T. D. Wilson et al., "When to Fire: Anticipatory Versus Postevent Reconstrual of Uncontrollable Events," *Personality and Social Psychology Bulletin* 30 (2004): 340-51.
(7) T. Sharot, T. Shiner, and R. Dolan, "Experience and Choice Shape Expected Aversive Outcomes," *Journal of Neuroscience* 30, no. 27: 9209-15.
(8) Elizabeth A. Phelps and Joseph E. LeDoux, "Contributions of the Amygdala to Emotion Processing: From Animal Models to Human Behavior," *Neuron* 48, no. 2 (2005): 175-87, doi:10.1016/j.neuron.2005.09.025.
(9) M. A. Changizi and W. G. Hall, "Thirst Modulates a Perception," *Perception* 30 (2001): 1489-97.
(10) E. Balcetis and D. Dunning, "Cognitive Dissonance and the Perception of Natural Environments," *Psychological Science* 10 (2007): 917-21.
(11) Leon Festinger, Henry W. Riecken, and Stanley Schachter, *When Prophecy Fails* (New York: HarperPerennial, 1964).［邦訳：『予言がはずれるとき：この世の破滅を予知した現代のある集団を解明する』（水野博介訳, 勁草書房）］

第11章　楽観性の暗黒面？　第二次世界大戦から信用危機まで
——リスクを見くびるのは赤ワインの飲みすぎと同じ

(1) Leopold Trepper, *Great Game: Story of the Red Orchestra* (London: Sphere, 1979).［邦訳：『ヒトラーが恐れた男』（堀内一郎訳, 三笠書房）］
(2) R. J. Overy, *The Dictators: Hitler's Germany and Stalin's Russia* (New York: W. W. Norton, 2004), pp. 83-90.
(3) Trepper, *Great Game*.
(4) 同上.
(5) 同上.
(6) 同上.
(7) The American Cancer Societyの統計, http://www.cancer.org.
(8) N. D. Weinstein, "Unrealistic Optimism About Future Life Events," *Journal of Personality and Social Psychology* 39, no. 5 (1980): 806-20.
(9) L. Baker and R. Emery, "When Every Relationship Is Above Average: Perceptions and Expectations of Divorce at the Time of Marriage,"

Characterizes Flashbulb Memories," *Psychological Science* 14 (2003): 455-61.
（7）T. Sharot et al., "How Personal Experience Modulates the Neural Circuitry of Memories of September 11," *Proceedings of the National Academy of Sciences of the United States of America* 104, no. 1 (2007): 389-94.
（8）"Introduction: One Year Later: New Yorkers More Troubled, Washingtonians More on Edge," http://people-press.org/report/160/.
（9）H. Klüver and P. C. Bucy, "Preliminary Analysis of Functions of the Temporal Lobes in Monkeys," *Archives of Neurology and Psychiatry* 42 (1939): 979-1000.
（10）L. Weiskrantz, "Behavioral Changes Associated with Ablation of the Amygdaloid Complex in Monkeys," *Journal of Comparative and Physiological Psychology* 4 (1956): 381-91.
（11）Joseph LeDoux, *The Emotional Brain: The Mysterious* Underpinnings of Emotional Life (London: Phoenix, 1999).［邦訳：『エモーショナル・ブレイン：情動の脳科学』（松本元・小幡邦彦・湯浅茂樹・川村光毅・石塚典生訳, 東京大学出版会）］
（12）同上.
（13）Ed Yongによって投稿されたブログ記事 "9/11 Memories Reveal How 'Flashbulb Memories' Are Made in the Brain," http://notexactlyrocketscience.wordpress.com/2007/02/25/911-memories-reveal-how-flashbulb-memories-are-made-in-the-brain/.

第10章　ガンを克服するほうがツール・ド・フランスで優勝するよりもいいのはなぜか？　脳は鉛を黄金に変える

（1）Lance Armstrong and Sally Jenkins, *It's Not About the Bike: My Journey Back to Life* (New York: Berkley Books, 2001), p. 259.［邦訳：『ただマイヨ・ジョーヌのためでなく』（安次嶺佳子訳, 講談社）］
（2）P. Brickman, D. Coates, and R. Janoff-Bulman, "Lottery Winners and Accident Victims: Is Happiness Relative?" *Journal of Personality and Social Psychology* 36 (1978): 917-27.
（3）Peter A. Ubel, George Loewenstein, and Christopher Jepson, "Disability and Sunshine: Can Hedonic Predictions Be Improved by Drawing Attention to Focusing Illusions or Emotional Adaptation?" *Journal of Experimental Psychology: Applied* 11, no. 2 (2005): 111-23.
（4）同上.

（６）Louisa Egan, Paul Bloom, and Laurie R. Santos, "Choice-Induced Preferences in the Absence of Choice: Evidence from a Blind Two Choice Paradigm with Young Children and Capuchin Monkeys," *Journal of Experimental Social Psychology* 46 (2010): 204-7.
（７）T. Sharot, C. M. Velasquez, and R. Dolan, "Do Decisions Shape Preference? Evidence from Blind Choice," *Psychological Science* 21 (2010): 9209-15.
（８）"Choosing the Same Partner Over and Over Again: Commitment in a Healthy Marriage," http://www.meridianmagazine.com/LdsMarriageNetwork/060714same.html.
（９）Leon Festinger, *Conflict, Decision and Dissonance* (Palo Alto, CA: Stanford University Press, 1964).
（10）D. J. Bem, "Self-Perception: An Alternative Interpretation of Cognitive Dissonance Phenomena," *Psychological Review* 74 (1967): 183-200.
（11）J. Cooper, M. P. Zanna, and P. A. Taves, "Arousal as a Necessary Condition for Attitude Change Following Induced Compliance," *Journal of Personality and Social Psychology* 36, no. 10 (1978):1101-6.
（12）T. Sharot et al., "Dopamine Enhances Expectation of Pleasure in Humans," *Current Biology* 19, no. 24 (2009): 2077-80, doi:10.1016/j.cub.2009.10.025.

第９章　９・11の記憶は自分が思っているほど正確か？ 感情が過去を変える

（１）Jim Bishop, *The Day Lincoln Was Shot* (New York: Gramercy, 1984). ［邦訳：『リンカーンが撃たれた日』（筒井明・関保義訳，荒地出版社）］
（２）F. Colgrove, "Individual Memories," *American Psychologist* 10 (1899): 228-55.
（３）R. Brown and J. Kulik, "Flashbulb Memories," *Cognition* 5 (1977): 73-99.
（４）U. Neisser and N. Harsch, "Phantom Flashbulbs," in *Affect and Accuracy in Recall: Studies of "Flashbulb" Memories*, ed. E. Winograd and U. Neisser (New York: Cambridge University Press, 1992), pp. 9-32.
（５）William James, *The Principles of Psychology*, vol. 1 (New York: Henry Holt, 1890), p. 670.
（６）J. M. Talarico and D. C. Rubin, "Confidence, Not Consistency,

(16) P. H. Roelofsma, "Modelling Intertemporal Choices: An Anomaly Approach," *Acta Psychologica* 93 (1996): 5-22.
(17) M. Berdsen and J. van der Pligt, "Time Is on My Side: Optimism in Intertemporal Choice," *Acta Psychologica* 108, no. 2 (2001): 173-86.
(18) Hal Ersner-Hershfield, G. Elliott Wimmer, and Brian Knutson, "Saving for the Future Self: Neural Measures of Future Self-Continuity Predict Temporal Discounting," *Social Cognitive and Affective Neuroscience* 4, no. 1 (2009): 85-92, doi:10.1093/scan/nsn042.
(19) Timothy L. O'Brien, "What Happened to the Fortune Michael Jackson Made?" *New York Times*, May 14, 2006.
(20) "U.S. Savings Rate Hits Lowest Level Since 1933," http://www.msnbc.msn.com/id/11098797/ns/business-eye_on_the_economy.
(21) O'Brien, "What Happened to the Fortune Michael Jackson Made?"
(22) "U.S. Savings Rate Hits Lowest Level Since 1933."
(23) 同上.
(24) Richard H. Thaler and Cass R. Sunstein, *Nudge: Improving Decisions About Health, Wealth, and Happiness*, rev. ed. (New York: Penguin, 2009), pp. 105-19.［邦訳：『実践行動経済学——健康，富，幸福への聡明な選択』（遠藤真美訳，日経ＢＰ社）］
(25) Lisa Marie Presley's MySpace Blog, http://blog.myspace.com.

第8章　なぜ選んだあとになって良く見えてくるのか？ 期待から選択へと，その逆の思考の流れ

(1) J. W. Brehm, "Post-Decision Changes in the Desirability of Choice Alternatives," *Journal of Abnormal and Social Psychology* 52 (1956): 384-89.
(2) L. C. Egan, L. R. Santos, and P. Bloom, "The Origins of Cognitive Dissonance: Evidence from Children and Monkeys," *Psychological Science* 11 (2007): 978-83.
(3) M. D. Lieberman et al., "Do Amnesics Exhibit Cognitive Dissonance Reduction? The Role of Explicit Memory and Attention in Attitude Change," *Psychological Science* 2 (2001): 135-40.
(4) T. Sharot, B. De Martino, and R. J. Dolan, "How Choice Reveals and Shapes Expected Hedonic Reaction," *Journal of Neuroscience* 29, no. 12 (2009): 3760-65, doi:10.1523/JNEUROSCI.4972-08.2009"
(5) M. R. Delgado, "Reward-Related Responses in the Human Striatum," *Annals of the New York Academy of Sciences* 1104 (2007): 70-88.

Proceedings of the Royal Society B: Biological Sciences 276, no. 1663 (2009): 1747.

第7章　なぜ日曜日より金曜日のほうがいいのか？ 予想の価値と恐怖のコスト

（1）“Guinness Comes to Those Who've Waited,” http://www.prnewswire.co.uk/cgi/news/release?id=21223.
（2）“How to Pour the Perfect Guinness,” http://www.esquire.com/the-side/guinness031207.
（3）“Guinness,” http://en.wikipedia.org/wiki/Guinness#Pouring_and_serving.
（4）“Guinness Comes to Those Who've Waited.”
（5）G. Loewenstein, “Anticipation and the Valuation of Delayed Consumption,” *Economic Journal* 97 (1987), 666-84.
（6）M. L. Farber, “Time Perspective and Feeling Tone: A Study in the Perception of Days,” *Journal of Psychology* 35 (1953): 253-57.
（7）Loewenstein, “Anticipation and the Valuation of Delayed Consumption.”
（8）Gregory S. Berns et al., “Neurobiological Substrates of Dread,” *Science* 312, no. 5774 (2006): 754-58, doi:10.1126/science.1123721.
（9）P. C. Fishburn, *Utility Theory for Decision-Making* (New York: Wiley, 1970).
（10）S. V. Kasl, S. Gore, and S. Cobb, “The Experience of Losing a Job: Reported Changes in Health, Symptoms and Illness Behavior,” *Psychosomatic Medicine* 37, no. 2 (1975): 106-22.
（11）Berns et al., “Neurobiological Substrates of Dread.”
（12）Tali Sharot, Benedetto De Martino, and Raymond J. Dolan, “How Choice Reveals and Shapes Expected Hedonic Outcome,” *Journal of Neuroscience* 29, no. 12 (2009): 3760-65, doi:10.1523/JNEUROSCI.4972-08.2009.
（13）George Loewenstein, *Choice over Time* (New York: Russell Sage Foundation Publications, 1992).
（14）Tali Sharot et al., “Neural Mechanisms Mediating Optimism Bias,” *Nature* 450, no. 7166 (2007):102-5, doi:10.1038/nature06280.
（15）Joseph W. Kable and Paul W. Glimcher, “The Neural Correlates of Subjective Value During Intertemporal Choice,” *Nature Neuroscience* 10, no. 12 (2007): 1625-33, doi:10.1038/nn2007.

(12) Catherine J. Harmer, "Serotonin and Emotional Processing: Does It Help Explain Antidepressant Drug Action?" *Neuropharmacology* 55, no. 6 (2008): 1023-28.
(13) A. T. Beck et al., *Cognitive Therapy of Depression* (New York: Guilford Press, 1979), pp. 117-66.［邦訳：『うつ病の認知療法』（坂野雄二監訳, 神村栄一・清水里美・前田基成訳, 岩崎学術出版社）］
(14) Harmer, "Serotonin and Emotional Processing."
(15) A. Caspi et al., "Influence of Life Stress on Depression: Moderation by a Polymorphism in the 5-HTT Gene," *Science* 301, no. 5631 (2003): 386.
(16) 同上.
(17) D. L. Murphy et al., "Genetic Perspectives on the Serotonin Transporter," *Brain Research Bulletin* 56, no. 5 (2001): 487-94.
(18) A. R. Hariri et al., "Serotonin Transporter Genetic Variation and the Response of the Human Amygdala," *Science* 297, no. 5580 (2002): 400; A. Heinz et al., "Amygdala-Prefrontal Coupling Depends on a Genetic Variation of the Serotonin Transporter," *Nature Neuroscience* 8, no. 1 (2004): 20-21; T. Canli et al., "Beyond Affect: A Role for Genetic Variation of the Serotonin Transporter in Neural Activation During a Cognitive Attention Task," *Proceedings of the National Academy of Science of the United States of America* 102, no.34 (2005): 12224.
(19) L. Pezawas et al., "5-HTTLPR Polymorphism Impacts Human Cingulate-Amygdala Interactions: A Genetic Susceptibility Mechanism for Depression," *Nature Neuroscience* 8, no. 6 (2005): 828-34
(20) H. S. Mayberg et al., "Deep Brain Stimulation for Treatment-Resistant Depression," *Neuron* 45, no.5 (2005): 651-60.
(21) "Gene-Environment Interactions —— Seminal Studies (1 of 7)," http://www.youtube.com/watch?v=vLDvhWF3qis&feature=youtube_gdata.
(22) 同上.
(23) 同上.
(24) T. Sharot et al., "Neural Mechanisms Mediating Optimism Bias," *Nature* 450, no. 7166 (2007): 102-5
(25) 同上.
(26) J. E. De Neve et al., "Genes, Economics, and Happiness," SSRN eLibrary (February 2010), CES working paper, series no. 2946.
(27) G. Tang, 未公表のデータ.
(28) E. Fox, A. Ridgewell, and C. Ashwin, "Looking on the Bright Side: Biased Attention and the Human Serotonin Transporter Gene,"

第6章　クロッカスが雪のなかから顔を出す？
物事がうまくいかないとき──うつと解釈と遺伝子

（1）American Psychiatric Association, *Diagnostic and Statistical Manual of Mental Disorders*, 4th ed. (Washington D.C.: American Psychiatric Publishing, 1994).［邦訳：『DSM-IV-TR 精神疾患の診断・統計マニュアル』（高橋三郎・染矢俊幸・大野裕訳, 医学書院）］

（2）P. W. Andrews and J. A. Thomson, Jr., "The Bright Side of Being Blue: Depression as an Adaptation for Analyzing Complex Problems," *Psychological Review* 116, no. 3 (2009): 620-54.

（3）S. Moussavi et al., "Depression, Chronic Diseases, and Decrements in Health: Results from the World Health Surveys," *Lancet* 370 (2007): 851-58.

（4）L. Y. Abramson, M. E. Seligman, and J. D. Teasdale, "Learned Helplessness in Humans: Critique and Reformulation," *Journal of Abnormal Psychology* 87, no. 1 (1978): 49-74.

（5）M. E. P. Seligman, *Learned Optimism: How to Change Your Mind and Your Life* (New York: Vintage Books, 2006), pp. 3-16.［邦訳：『オプティミストはなぜ成功するか』（山村宜子訳, パンローリング）］

（6）Christopher Peterson, Steven F. Maier, and Martin E. P. Seligman, *Learned Helplessness: A Theory for the Age of Personal Control* (New York: Oxford University Press, 1995), pp. 182-223.［邦訳：『学習性無力感──パーソナル・コントロールの時代をひらく理論』（津田彰訳, 二瓶社）］

（7）Martin E. Seligman, Steven F. Maier, and James H. Geer, "Alleviation of Learned Helplessness in the Dog," *Journal of Abnormal Psychology* 73, no. 3 (1968): 256-62.

（8）Peterson, Maier, and Seligman, *Learned Helplessness*, pp. 182-223.［邦訳：『学習性無力感──パーソナル・コントロールの時代をひらく理論』］

（9）同上.

（10）G. M. Buchanan, C. A. R. Gardenswartz, and M. E. P. Seligman, "Physical Health Following a Cognitive-Behavioral Intervention," *Prevention and Treatment* 2, no. 10 (1999), http://www.ppc.sas.upenn.edu/healthbuchanan1999.pdf.

（11）M. Olfson and S. C. Marcus, "National Patterns in Antidepressant Medication Treatment," *Archives of General Psychiatry* 66, no.8 (2009): 848.

(16) Kahneman et al., "Would You Be Happier If You Were Richer?"
(17) A. P. Yonelinas, "Components of Episodic Memory: The Contribution of Recollection and Familiarity," *Philosophical Transactions of the Royal Society of London B: Biological Sciences* 356, no.1413 (2001): 1363-74, doi:10.1098/rstb.2001.0939.
(18) E. A. Phelps and T. Sharot, "How (and Why) Emotion Enhances the Subjective Sense of Recollection," *Current Directions in Psychological Science* 17, no.2 (2008): 147-52.
(19) Tali Sharot and Andrew P. Yonelinas, "Differential Time-Dependent Effects of Emotion on Recollective Experience and Memory for Contextual Information," *Cognition* 106, no. 1 (2008): 538-47, doi:10.1016/j.cognition.2007.03.002.
(20) F. Fujita and E. Diener, "Life Satisfaction Set Point: Stability and Change," *Journal of Personality and Social Psychology* 88 (2005): 158-64.
(21) E.Diener, M. Diener, and C. Diener, "Factors Predicting the Subjective Well-being of Nations," *Journal of Personality and Social Psychology* 69 (1995): 851-64; "The World in 2005: The Economist Intelligence Unit's Quality-of-Life Index," http://www.economist.com/media/pdf/QUALITY_OF_LIFE.pdf.
(22) M. E. P. Seligman et al., "Positive Psychology Progress: Empirical Validation of Interventions," *American Psychologist* 60 (2005): 410-21.
(23) European Values Study Group & World Values Survey Associationによる2005年のデータ, http://www.wvsevsdb.com.
(24) A. Campbell, P. E. Converse, and W. L. Rodgers, *The Quality of American Life: Perceptions, Evaluations, and Satisfactions* (New York: Russell Sage Foundation, 1976), pp. 135-69.
(25) T. Sharot et al., "Neural Mechanisms Mediating Optimism Bias," *Nature* 450, no. 7166 (2007): 102-5.
(26) 同上.
(27) J. M. Williams et al., "The Specificity of Autobiographical Memory and Imageability of the Future," *Memory and Cognition* 24 (1996): 116-25.
(28) W. C. Drevets et al., "Subgenual Prefrontal Cortex Abnormalities in Mood Disorders," *Nature* 386, no. 6627 (1997): 824-27.
(29) L. B. Alloy and L. Y. Abramson, "Judgment of Contingency in Depressed and Nondepressed Students: Sadder but Wiser?" *Journal of Experimental Psychology: General* 108 (1979): 441-85.

第5章 自分を幸せにしてくれるものを予測できるか？ 幸せになるための意外な要素

（1）イプソス・モリ社の調査, 2007年9月, http://www.ipsos-mori.com/assets/docs/news/ben-page-the-state-were-in-ascl-conference-2010.pdf.

（2）A. Dravigne, "The Effect of Live Plants and Window Views of Green Spaces on Employee Perceptions of Job Satisfaction" (修士論文, Texas State University, San Marcos, 2006).

（3）イプソス・モリ社の調査.

（4）Daniel Kahneman et al., "A Survey Method for Characterizing Daily Life Experience: The Day Reconstruction Method," *Science* 306, no. 5702 (2004): 1776-80, doi:10.1126/science.1103572.

（5）Daniel Gilbert, "Does Fatherhood Make You Happy?" *Time*, June 11, 2006.

（6）Richard E. Lucas et al., "Reexamining Adaptation and the Set Point Model of Happiness: Reactions to Changes in Marital Status," *Journal of Personality and Social Psychology* 84, no. 3 (2003): 527-39.

（7）"Are We Happy Yet?," Pew Research Center, February 13, 2006, http://pewresearch.org/pubs/301/are-we-happy-yet.

（8）Daniel Kahneman et al., "Would You Be Happier If You Were Richer? A Focusing Illusion," *Science* 312, no. 5782 (2006): 1908-10, doi:10.1126/science.1129688.

（9）R. Layard, *Happiness: Lessons from a New Science* (London: Penguin, 2005), pp. 41-54

（10）P. Brickman, D. Coates, and R. Janoff-Bulman, "Lottery Winners and Accident Victims: Is Happiness Relative?" *Journal of Personality and Social Psychology* 36, no. 8 (1978): 917-27.

（11）E. Diener and R. Biswas-Diener, "Will Money Increase Subjective Well-being?" *Social Indicators Research* 57 (2002): 119-69.

（12）P. Schnall et al., "A Longitudinal Study of Job Strain and Ambulatory Blood Pressure: Results from a Three-Year Follow-up," *Psychosomatic Medicine* 60 (1998): 697-706.

（13）Kahneman et al., "Would You Be Happier If You Were Richer?"

（14）同上.

（15）Paul W. Glimcher, *Decisions, Uncertainty, and the Brain: The Science of Neuroeconomics* (Cambridge, MA: MIT Press, 2004), pp. 189-91. ［邦訳：『神経経済学入門――不確実な状況で脳はどう意思決定するのか』（宮下英三訳, 生産性出版）］

9, 2001.

（6）イギリス王立芸術協会のシンポジウム，“Private Optimism vs. Public Despair: What Do Opinion Polls Tell Us?” 2008年11月 6 日に開かれたこのシンポジウムはMatthew Taylorが企画したもので，Ben Page, Daniel Finkelstein, Deborah Mattinson, Matthew Taylor, Paul Dolanによる講演もおこなわれた．本章のテーマはこのイベントをきっかけとしている．

（7）バラク・オバマの大統領就任演説, 2009年 1 月20日．

（8）バラク・オバマの勝利演説, 2008年11月 4 日．

（9）Diana Zlomislic, “New Emotion Dubbed ‘Elevation,’ ” *Toronto Star*, December 11, 2008

（10）Jennifer A. Silvers and Jonathan Haidt, “Moral Elevation Can Induce Nursing,” *Emotion* 8, no.2 (2008): 291-95, doi:10.1037/1528-3542.8.2.291.

（11）Gregor Domes et al., “Oxytocin Attenuates Amygdala Responses to Emotional Faces Regardless of Valence,” *Biological Psychiatry* 62, no.10 (2007): 1187-90, doi:10.1016/j.biopsych.2007.03.025.

（12）Michael Kosfeld et al., “Oxytocin Increases Trust in Humans,” *Nature* 435, no. 7042 (2005): 673-76, doi:10.1038/nature03701.

（13）“Overproduction of Goods, Unequal Distribution of Wealth, High Unemployment, and Massive Poverty,” 大統領経済諮問委員会からフランクリン・ローズヴェルト大統領にあてた1933年 3 月10日付けのメモ. http://amhist.ist.unomaha.edu.

（14）バラク・オバマの大統領就任演説, 2009年 1 月20日．

（15）http://www.kennedy-center.orgを参照．

（16）Gardner, “Obama Can Save Us!”

（17）ギャラップ社の世論調査より．*USA Today*.

（18）Ipsos MORI 2008 Political Monitor, http://www.ipsos-mori.com.

（19）BBCによる世論調査, 2009年 1 月20日，http://www.globescan.com/news_archives/bbc-obama/.

（20）Ipsos MORI 2008 Political Monitor.

（21）同上

（22）http://en.wikipedia.org/wiki/List_of_countries_by_intentional_homicide_rate.

（23）T. Sharot, C. Korn, and R. Dolan, “How Optimism Is Maintained in the Face of Reality,” 近日公表.

（24）イギリス王立芸術協会のシンポジウム．

(18) Gazzaniga, ed., *The New Cognitive Neurosciences.*

(19) C. S. Carter, M. M. Bostvinick, and J. D. Cohen, "The Contribution of the Anterior Cingulate Cortex to Executive Processes in Cognition," *Reviews in the Neurosciences* 10, no.1(1999): 49-57.

(20) 同上.

(21) Jonathon D. Brown and Margaret A. Marshall, "Great Expectations: Optimism and Pessimism in Achievement Settings," in *Optimism and Pessimism: Implications for Theory, Research, and Practice*, ed. Edward C. Chang (Washington, D.C.: American Psychological Association, 2000), pp.239-56.

(22) Christopher Peterson and Lisa M. Bossio, "Optimism and Physical Well-being," in Chang, ed., *Optimism and Pessimism*, pp.126-46.

(23) 同上.

(24) Michael F. Scheier, Charles S. Carver, and Michael W. Bridges, "Optimism, Pessimism, and Psychological Well-being," in Chang, ed., *Optimism and Pessimism*, pp.189-216.

(25) 同上.

(26) Peterson and Bossio, "Optimism and Physical Well-being."

(27) Manju Puri and David T. Robinson, "Optimism and Economic Choice," *Journal of Financial Economics* 86, no.1(2007): 71-99.

(28) 同上.

(29) Judi Kettler, "5 Money Rules for Optimists," CBS Money Watch.com, August 18, 2010, http://moneywatch.bnet.com/investing/article/5-money-rules-for-optimists/457670.

第4章　バラク・オバマとシャーリー・テンプルの共通点は？ 個人的楽観が社会的失望と出会うとき

(1) David Gardner, "Obama Can Save Us! Polls Show Wave of Optimism Sweeping the Nation," *Daily Mail*, January 17, 2009, http://www.dailymail.co.uk/news/worldnews/article-1119783/Obama-save-says-America-polls-wave-optimism-sweeping-nation.html.

(2) Barack Obama, *The Audacity of Hope: Thoughts on Reclaiming the American Dream* (New York: Crown, 2006).［邦訳：『合衆国再生』(棚橋志行訳, ダイヤモンド社)］

(3) Gardner, "Obama Can Save Us!"

(4) 同上.

(5) ギャラップ社の世論調査より. *USA Today*, January 4 and January

MAG1067216/4/index.htm.
(3) 同上.
(4) Robert K. Merton, *Social Theory and Social Structure*, rev. ed. (New York: Free Press, 1968), p.477. [邦訳:『社会理論と社会構造』(森東吾ほか訳, みすず書房)]
(5) "Berlin's Wonderful Horse: He Can Do Almost Everything but Talk," *New York Times*, September 4, 1904.
(6) 同上.
(7) " 'Clever Hans' Again: Expert Commission Decides That the Horse Actually Reasons," *New York Times*, October 2, 1904.
(8) Robert Rosenthal and Lenore Jacobson, *Pygmalion in the Classroom*, rev. ed. (New York: Irvington Publishers, 1992).
(9) Susan C. Duncan et al., "Adolescent Alcohol Use Development and Young Adult Outcomes," *Drug and Alcohol Dependence* 49, no.1 (1997):39-48.
(10) T. L. Good, "Two Decades of Research on Teacher Expectations: Findings and Future Directions," *Journal of Teacher Education* (1987): 32-47.
(11) Sara L. Bengtsson, Hakwan C. Lau, and Richard E. Passingham, "Motivation to Do Well Enhances Responses to Errors and Self-Monitoring," *Cerebral Cortex* 19, no.4(2009): 797-804.
(12) M. R. Cadinu et al., "Why Do Women Underperform Under Stereotype Threat? Evidence for the Role of Negative Thinking," *Psychological Science* 16, no.7(2005): 572-78.
(13) C. M. Steele and J. Aronson, "Stereotype Threat and the Intellectual Test Performance of African Americans," *Journal of Personality and Social Psychology* 69, no.5(1995): 797-811.
(14) Richard B. Buxton, *Introduction to Functional Magnetic Resonance Imaging: Principles and Techniques*, 2d ed. (New York: Cambridge University Press, 2009), pp.ix-x.
(15) Bengtsson, Lau, and Passingham, "Motivation to Do Well Enhances Responses to Errors and Self-Monitoring."
(16) Michael S. Gazzaniga, ed., *The New Cognitive Neurosciences*, 2d ed. (Cambridge, MA: MIT Press, 1999), pp.7-22.
(17) R. Saxe, S. Carey, and N. Kanwisher, "Understanding Other Minds: Linking Developmental Psychology and Functional Neuroimaging," *Annual Review of Psychology* 55(2004): 87-124.

(23) Lee, Miyasato, and Clayton, "Neurobiological Bases of Spatial Learning."
(24) T. V. Smulders, A. D. Sasson, and T. J. DeVoogd, "Seasonal Variation in Hippocampal Volume in a Food-Storing Bird, the Black-Capped Chickadee," *Journal of Neurobiology* 27, no.1(1995): 15-25, doi:10.1002/neu.480270103.
(25) J. C. Roboreda, N. S. Clayton, and A. Kacelnik, "Species and Sex Differences in Hippocampus Size in Parasitic and Non-Parasitic Cowbirds," *Neuroreport* 7, no.2(1996):505-8.
(26) L. F. Jacobs et al., "Evolution of Spatial Cognition: Sex-Specific Patterns of Spatial Behavior Predict Hippocampal Size," *Proceedings of the National Academy of Sciences of the United States of America* 87, no.16(1990):6349-52.
(27) Tulving, "Episodic Memory."
(28) Demis Hassabis et al., "Patients with Hippocampal Amnesia Cannot Imagine New Experiences," *Proceedings of the National Academy of Sciences of the United States of America* 104, no.5(2007):1726-31, doi:10.1073/pnas.0610561104.
(29) Donna Rose Addis, Alana T. Wong, and Daniel L. Schacter, "Remembering the Past and Imagining the Future: Common and Distinct Neural Substrates During Event Construction and Elaboration," *Neuropsychologia* 45, no.7(2007): 1363-77, doi:10.1016/j.neuropsychologia.2006.10.016.
(30) Stephanie M. Matheson, Lucy Asher, and Melissa Bateson, "Larger, Enriched Cages Are Associated with 'Optimistic' Response Biases in Captive European Starlings (*Sturnus vulgaris*)," *Applied Animal Behaviour Science* 109 (2008):374-83.
(31) Ajit Varki, "Human Uniqueness and the Denial of Death," *Nature* 460, no.7256(2009):684, doi:10.1038/460684c.
(32) 同上.

第3章 楽観性は自己成就的予言なのか？ 心が予想を現実に変容させるプロセス

(1) Lyle Spencer, "Walking the Talk," *NBA Encyclopedia, Playoff Edition*, http://www.nba.com/encyclopedia/coaches/pat_riley_1987-88.html.
(2) Jack McCallum, "The Dread R Word," *Sports Illustrated*, April 18, 1988, http://sportsillustrated.cnn.com/vault/article/magazine/

(8) Raby et al., "Planning for the Future by Western Scrub-Jays."
(9) Joanna M. Dally, Nathan J. Emery, and Nicola S. Clayton, "Food-Caching Western Scrub-Jays Keep Track of Who Was Watching When," *Science* 312, no.5780(2006):1662-65, doi:10.1126/science.1126539.
(10) Correia, Dickinson, and Clayton, "Western Scrub-Jays Anticipate Future Needs."
(11) Raby et al., "Planning for the Future by Western Scrub-Jays."
(12) Morell et al. "Nicola Clayton Profile."
(13) L. R. Bird et al., "Spatial Memory for Food Hidden by Rats (*Rattus norvegicus*) on the Radial Maze: Studies of Memory for Where, What, and When," *Journal of Comparative Psychology* 117(2003):176-87.
(14) Thomas R. Zentall, "Mental Time travel in Animals: A Challenging Question," *Behavioral Processes* 72, no.2(2006):173-83, doi:10.1016/j.beproc.2006.01.009.
(15) Tammy McKenzie et al., "Can Squirrel Monkeys(*Saimiri sciureus*) Plan for the Future? Studies of Temporal Myopia in Food Choice," *Learning & Behavior* 32, no.4(2004):377-90.
(16) Katherine Woollett, Hugo J. Spiers, and Eleanor A. Maguire, "Talent in the Taxi: A Model System for Exploring Expertise," *Philosophical Transactions of the Royal Society of London B: Biological Sciences* 364, no.1522(2009):1407-16, doi:10.1098/rstb.2008.0288.
(17) E. A. Maguire et al., "Navigation-Related Structural Change in the Hippocampi of Taxi Drivers," *Proceedings of the National Academy of Sciences of the United States of America* 97, no.8(2000):4398-403, doi:10.1073/pnas.070039597.
(18) "Taxi Drivers' Brains 'Grow' on the job," BBC News, March 14, 2000, http://news.bbc.co.uk/1/hi/677048.stm.
(19) Maguire et al., "Navigation-Related Structural Change in the Hippocampi of Taxi Drivers."
(20) 同上.
(21) D. W. Lee, L. E. Miyasato, and N. S. Clayton, "Neurobiological Bases of Spatial Learning in the Natural Environment: Neurogenesis and Growth in the Avian and Mammalian Hippocampus," *Neuroreport* 9, no.7(1998): R15-27.
(22) J. R. Krebs et al., "Hippocampal Specialization of Food-Storing Birds," *Proceedings of the National Academy of Sciences of the United States of America* 86, no.4(1989): 1388-92.

83.
(37) 同上.
(38) "How to Make Better Decisions," *Horizon*, BBC, February 2008.
(39) T. D. Wilson and J. W. Schooler, "Thinking Too Much: Introspection Can Reduce the Quality of Preferences and Decisions," *Journal of Personality and Social Psychology* 60, no.2(1991):181-92.
(40) Loran F. Nordgren and Ap Dijksterhuis, "The Devil Is in the Deliberation: Thinking Too Much Reduces Preference Consistency," *Journal of Consumer Research: An Interdisciplinary Quarterly* 36, no.1(2009): 39-46.

第2章 動物は今のことしか考えられないのか？ 未来を見越す行動の進化

(1) C. R. Raby et al., "Planning for the Future by Western Scrub-Jays," *Nature* 445, no.7130(2007):919-21, doi:10.1038/nature05575.
(2) Virginia Morell et al. "Nicola Clayton Profile: Nicky and the Jays," *Science* 315, no.5815(2007): 1074-75.
(3) Raby et al., "Planning for the Future by Western Scrub-Jays,"; Nicola S. Clayton, Timothy J. Bussey, and Anthony Dickinson, "Can Animals Recall the Past and Plan for the Future?" *Neuroscience* 4, no.8 (2003): 685-91, doi:10.1038/nrn1180; Sérgio P. C. Correia, Anthony Dickinson, and Nicola S. Clayton, "Western Scrub-Jays Anticipate Future Needs Independently of Their Current Motivational State," *Current Biology* 17, no.10 (2007): 856-61, doi:10.1016/j.cub.2007.03.063.
(4) Endel Tulving, "Episodic Memory: From Mind to Brain," *Annual Review of Psychology* 53(2002):1-25, doi:10.1146/annurev.psych.53.100901.135114.
(5) Doris Bischof-Köhler, "Zur Phylogenese menschlicher Motivation," in *Emotion und Reflexivität*, ed. Lutz H. Eckensberger et al. (Munich: Urban & Schwarzenberg, 1985), pp.3-47.
(6) Thomas Suddendorf and Michael C. Corballis, "The Evolution of Foresight: What Is Mental Time Travel, and Is It Unique to Humans?" *Behavioral and Brain Sciences* 30, no.3 (2007): 313-51, doi:10.1017/S0140525X07001975; William A. Roberts, "Mental Time Travel: Animals Anticipate the Future," *Current Biology* 17, no.11 (2007): R418-20, doi:10.1016/j.cub.2007.04.010.
(7) Suddendorf and Corballis, "The Evolution of Foresight."

(22) G. Rhodes et al., "Expertise and Configural Coding in Face Recognition," *British Journal of Psychology* 80(1989): 313-31.
(23) 同上.
(24) Ikuma Adachi, Dina P. Chou, and Robert R. Hampton, "Thatcher Effect in Monkeys Demonstrates Conservation of Face Perception Across Primates," *Current Biology* 19, no.15(2009): 1270-73, doi:10.1016/j.cub.2009.05.067.
(25) Mark D. Alicke and Olesya Govorun, "The Better-Than-Average Effect," in *The Self in Social Judgment*, ed. Mark D. Alicke et al. (New york: Psychology Press, 2005), pp.85-108.
(26) O. Swenson, "Are We All Less Risky and More Skillful Than Our Fellow Drivers?" *Acta Psychologica* 47, no.2(1981): 145-46, doi:10.1016/0001-6918(81)90005-6.
(27) U.S. Summary Comments on Draft Final Report.
(28) E. Pronin, D. Y. Lin, and L. Ross, "The Bias Blind Spot: Perceptions of Bias in Self Versus Others," *Personality and Social Psychology Bulletin* 28(2002): 369-81.
(29) Project on Law and Mind Sciences(PLMS) Conference, Harvard Law School, March 8, 2008でのEmily Proninの発表より.
(30) Dan Collins, "Scalia-Cheney Trip Raises Eyebrows," CBS News, January 17, 2003.
(31) Dahlia Lithwick, "Sitting Ducks," *Slate*, February 3, 2004に引用がある.
(32) Emily Pronin and M. B. Kugler, "Valuing Thoughts, Ignoring Behavior: The Introspection Illusion as a Source of the Bias Blind Spot," *Journal of Experimental Social Psychology* 43(2006): 565-78.
(33) Timothy D. Wilson, *Strangers to Ourselves: Discovering the Adaptive Unconscious* (Cambridge, MA: Belknap Press, 2002), pp.159-82.［邦訳：『自分を知り，自分を変える：適応的無意識の心理学』（村田光二監訳，新曜社）］
(34) Petter Johansson et al., "Failure to Detect Mismatches Between Intention and Outcome in a Simple Decision Task," *Science* 310, no.5745(2005):116-19, doi:10,1126/science.1111709.
(35) 同上.
(36) L. Hall and P. Johansson, "Using Choice Blindness to Study Decision Making and Introspection," in *A Smorgasbord of Cognitive Science*, ed. P. Gärdenfors and A. Wallin (Nora, Sweden: Nya Doxa, 2008), pp. 267-

Magazine, July 1, 2005, http://www.avionicstoday.com/av/issue/columns/993.html.

(3) 同上.

(4) 同上.

(5) 同上.

(6) U.S. Summary Comments on Draft Final Report of Aircraft Accident Flash Airlines Flight 604, Boeing 737-300, SU-ZCF, www.ntsb.gov/events/2006/flashairlines/343220.pdf.

(7) 同上. エジプトの調査チームはアメリカのチームと同じ結論には到達していない.

(8) "Kennedy Crash Bodies Recovered," BBC News, July 22, 1999.

(9) Student Pilot —— Flight Training Online, "Disorientation (Vertigo)," http://www.studentpilot.com/articles/medical_articles/article.php?medical_id=25

(10) 同上; Eric Nolte, "Heart over Mind: The Death of JFK, Jr.," AirlineSafety.com.

(11) Student Pilot —— Flight Training Online, "Disorientation (Vertigo)."

(12) "Kennedy Crash Bodies Recovered."

(13) U.S. Summary Comments on Draft Final Report.

(14) Documentary TV series *Mayday*.

(15) U.S. Summary Comments on Draft Final Report.

(16) E. H. Adelson, "Lightness Perception and Lightness Illusion," in *The New Cognitive Neurosciences*, 2d ed., ed. M. Gazzaniga (Cambridge, MA: MIT Press, 2000), pp.339-51.

(17) P. Thompson, "Margaret Thatcher: A New Illusion," *Perception* 9(1980): 483-84.

(18) N. Kanwisher, J. McDermott, and M.M. Chun, "The Fusiform Face Area: A Module in Human Extrastriate Cortex Specialized for Face Perception," *Journal of Neuroscience* 17, no.11 (1997):4302-11.

(19) Oliver Sacks, *The Man Who Mistook His Wife for a Hat* (1970; reprint, New York: Picador, 1986).［邦訳：『妻を帽子とまちがえた男』(高見幸郎・金沢泰子訳, 早川書房)］

(20) Paul Ekman, *Emotions Revealed: Understanding Faces and Feelings* (London: Weidenfeld & Nicolson, 2003).［邦訳：『顔は口ほどに嘘をつく』(菅靖彦訳, 河出書房新社)］

(21) http://sallyssimilies.blogspot.com/2008/02/boy-george-looks-like-margaret-thatcher.html を参照.

引用文献・原注

プロローグ　いつでも明るい見方をする？

（1）T. Sharot et al., "How Personal Experience Modulates the Neural Circuitry of Memories of September 11," *Proceedings of the National Academy of Sciences of the United States of America* 104, no.1 (2007): 389-94.

（2）Daniel L. Schacter and Donna Rose Addis, "Constructive Memory: The Ghosts of Past and Future," *Nature* 445, no.7123(2007): 27,doi:10.1038/445027a.

（3）Donna Rose Addis, Alana T. Wong, and Daniel L. Schacter, "Remembering the Past and Imagining the Future: Common and Distinct Neural Substrates During Event Construction and Elaboration," *Neuropsychologia* 45, no.7(2007):1363-77,doi:10.1016/j.neuropsychologia.2006.10.016.

（4）T. Sharot et al., "Neural Mechanisms Mediating Optimism Bias," *Nature* 450, no.7166(2007):102-5.

（5）Mariellen Fischer and Harold Leitenberg, "Optimism and Pessimism in Elementary School-Aged Children," *Child Development* 57, no.1(1986):241-48.

（6）Derek M. Isaacowitz, "Correlates of Well-being in Adulthood and Old Age: A Tale of Two Optimisms," *Journal of Research in Personality* 39, no.2(2005):224-44.

（7）Neil D. Weinstein, "Unrealistic Optimism About Susceptibility to Health Problems: Conclusions from a Community-Wide Sample," *Journal of Behavioral Medicine* 10, no.5(1987):481-500.

（8）同上; N. D. Weinstein, "Unrealistic Optimism About Future Life Events," *Journal of Personality and Social Psychology* 39, no.5(1980):806-20.

（9）Weinstein, "Unrealistic Optimism."

（10）Gottfried Wilhelm Leibniz, *Essais de Théodicée sur la bonté de Dieu, la liberté de l'homme et l'origine du mal* (Paris, 1710).

第1章　どちらが上？　人間の脳が起こす錯覚

（1）Documentary TV series *Mayday*, season 4, episode 9: "Vertigo."

（2）David Evans, "Safety:Mode Confusion, Timidity Factors," *Avionics*

は

ま

や

さ

た

な

索引

著者紹介
ターリ・シャーロット（Tali Sharot）
ロンドン大学ユニヴァーシティ・カレッジのウェルカム・トラスト・センターの研究員。ニューヨーク大学で心理学と神経科学の博士号を修得。『タイム』『ニューサイエンティスト』『ニューヨーク・タイムズ』などで楽観性、記憶、感情の研究に基づいた記事を書いている。

訳者紹介
斉藤隆央（さいとう・たかお）
1967年生まれ。東京大学工学部工業化学科卒業。化学メーカー勤務を経て、現在は翻訳業に専念。訳書に、スペンサー・ウェルズ『パンドラの種』（化学同人）、ミチオ・カク『2100年の科学ライフ』『サイエンス・インポッシブル』『パラレルワールド』（以上NHK出版）、ピーター・アトキンス『ガリレオの指』、オリヴァー・サックス『タングステンおじさん』（以上早川書房）、アンドルー・ノール『生命 最初の30億年』、マット・リドレー（共訳）『やわらかな遺伝子』『ゲノムが語る23の物語』（以上紀伊國屋書店）、マーク・ヘンダーソン『人生に必要な遺伝 50』（近代科学社）、ニック・レーン『ミトコンドリアが進化を決めた』『生命の跳躍』（みすず書房）ほか多数。

脳《のう》は楽観的《らっかんてき》に考《かんが》える

2013年7月20日　第1刷発行

著　者　ターリ・シャーロット
訳　者　斉藤隆央

発行者　富澤凡子
発行所　柏書房株式会社
東京都文京区本駒込1-13-14（〒113-0021）
電話（03）3947-8251［営業］
（03）3947-8254［編集］

装　丁　浜野史子
カバーイラスト　浜野史子
ＤＴＰ　一企画
印刷・製本　中央精版印刷株式会社

ISBN978-4-7601-4292-7